TACHDJIAN
儿童骨科手术操作图谱

TACHDJIAN'S PROCEDURES IN PEDIATRIC ORTHOPAEDICS
from the Texas Scottish Rite Hospital for Children

原著者　John A. Herring

主　审　吕　刚

主　译　李　晋　齐志明　李　庆

译　者　（以姓氏笔画为序）

王　梓　王一腾　尹梦虹　白雅君

刘长城　孙玉波　李　莉　李作洪

吴祖耀　何　旭　张　爽　陈　爽

周晓辉　姜德颖　宫良丰　范亚欣

河南科学技术出版社

·郑州·

内容提要

　　《TACHDJIAN 儿童骨科手术操作图谱》是儿童骨科学领域的圣经级巨著,本书为其精选内容,专注于手术具体操作技术。全书共分为五部分,详细介绍了髋部、神经肌肉系统、脊柱、上肢及下肢的手术操作步骤全过程,全书配有大量连续性彩色图片,操作技术贴近临床,利于理解记忆,适合儿童骨科医师参考使用。

图书在版编目 (CIP) 数据

　　TACHDJIAN 儿童骨科手术操作图谱/(美)约翰·安东尼赫令(John A. Herring)主编;李晋,齐志明,李庆译. －郑州:河南科学技术出版社,2020.6
　　ISBN 978-7-5349-8144-9

　　Ⅰ.①T…　Ⅱ.①约…②李…③齐…④李…　Ⅲ.①小儿疾病－骨科学－外科手术－图谱
Ⅳ.①R726.87-64

　　中国版本图书馆 CIP 数据核字 (2020) 第 040031 号

出版发行:河南科学技术出版社
　　　　　北京名医世纪文化传媒有限公司
　　　　　地址:北京市丰台区万丰路 316 号万开基地 B 座 1-114　　邮编:100161
　　　　　电话:010-63863186　010-63863168
策划编辑:焦　赟
文字编辑:王　刚
责任审读:周晓洲
责任校对:龚利霞
封面设计:中通世奥
版式设计:崔刚工作室
责任印制:陈震财
印　　刷:河南瑞之光印刷股份有限公司
经　　销:全国新华书店、医学书店、网店
开　　本:889 mm×1194 mm　　1/16　印张:14.5　　字数:340 千字
版　　次:2020 年 6 月第 1 版　　　2020 年 6 月第 1 次印刷
定　　价:228.00 元

Elsevier (Singapore) Pte Ltd.

3 Killiney Road，

♯08-01 Winsland House I，

Singapore 239519

Tel：(65) 6349-0200；Fax：(65) 6733-1817

著作权合同登记号：豫著许可备字-2019-A-0174

主审简介

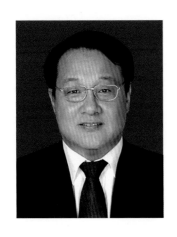

吕刚 辽宁医学院院长、锦州医科大学党委书记，辽宁省医学组织工程重点实验室主任、辽宁医学院骨科研究所所长、骨科教授、主任医师、博士研究生导师。曾任教育部高校教学指导委员会全科医学教学指导分委会副主任委员，中华医学会医学教育分会常委、学术部主任，中国老年学会骨质疏松专业委员会副主任委员，中国医师协会骨科医师分会委员，中华医学会骨科分会委员，中国药学会药物临床评价专业委员会委员，辽宁省医学会第六届理事会副会长，中华医学会辽宁省骨科学会副主任委员，辽宁省医院协会副会长，辽宁省医师协会副会长，《中华骨科杂志》等5种期刊编委。先后承担国家、省部级基金课题、科技项目10余项，其中主持国家自然科学资金3项，并取得突出的成果。获辽宁省科技进步一等奖1项、二等奖3项。先后培养博士后、博士生、硕士生百余名，参编卫生部规划教材3部，发表文章近200篇。

前　言

　　无法描述,我们在翻译《TACHDJIAN 儿童骨折手术操作图谱》时,感受到的荣耀和责任。

　　得州苏格兰礼拜儿童医院自 1921 年起,开始开展儿童骨科工作,并在这一领域享有盛誉,拥有深厚的底蕴和丰富的经验。难能可贵的是,他们的团队始终与时俱进,不断地收集、总结和分享他们的新经验和新技术。与本书相配套的另一巨著《Tachdjian 儿童骨科学》,已经更新到第 5 版。本书是《TACHDJIAN 儿童骨科学》的手术精要版,作者多是相关领域的领军者,基于他们多年的临床经验,为我们提供了他们个人的观点和建议。我们感到,翻译的过程,就是一次次与大师们深入对话的过程。欣欣然,钻研揣摩大师意图,领悟手术之精妙;惴惴焉,逐字逐句考据,确保译文之精确,唯恐误导读者。

　　随着我国经济的发展和人民生活水平的提高,人们对儿童骨科疾病的治疗要求也越来越高。尽管我们欣喜地看到一些年轻的医师加入到儿童骨科的队伍中,但仍不能满足社会的需求。本书结构清晰、易于查阅,语言简练、字字珠玑,配以大量精美绘图,易于理解,我们相信,无论是年轻医师还是有一定经验的术者,都能从中获益。

　　尽管我们投入了极大的热情和努力,但鉴于能力和精力所限,若有欠妥和不当之处,恳请同道指正。

　　最后,再次感谢在本书翻译过程中提供帮助的各位同道。感谢我们的家人,没有他们的支持和付出,本书也不可能完成。

李　晋　齐志明　李　庆

序　言

为儿童进行骨科手术是一种结果非常满意的艰辛实践，对儿童具有巨大的潜在益处。这也是一个困难和具有挑战性的领域术式，选择不当或手术操作失误可能会对患儿造成持久的伤害。儿童所承受的复杂疾病往往是独一无二的，在教科书中找不到解决方法。孩子正在成长，而手术必须尽可能促进和保持其成长。

书中包含 69 种常见的和罕见的儿童骨科手术。手术技术来自的《TACHDJIAN 儿童骨科学》（第 5 版），章节架构清晰，以便读者可以快速找到他们正在寻找的手术。对于那些刚接触儿童骨科的初学者来说，他们对我们推荐的和首选的技术需要有一个清晰的描述，这是一本理想的图书；对于那些已经积累了一些手术经验但在手术前想要快速温习或者想看其他替代手术的人来说，这同样是一本完美的图书。

在进行手术前，外科医师必须仔细考虑许多因素，包括权衡他们自己在进行该手术时所需的经验和技术能力。外科医师不仅要开放地接受第二种意见，而且当患者的最佳治疗方案不明确时，还应积极向同事和学术权威咨询。父母和孩子必须尽可能充分参与决策过程。因此，根据定义，这部专门研究外科技术的专著，遗漏了手术过程中最重要的部分：决策部分，即为年轻人选择外科手术方式的部分。外科医师必须了解疾病的发生过程、其自然病史、未经治疗的预后和可预期的手术效果。他必须理解包括术前和术后计划、并发症的考虑及可能的不良后果。所有这些都包含在科学专著和教科书中，而不是在本书所能深入探讨的。当然，我们建议外科医师在需要的时候回顾一下《TACHDJIAN 儿童骨科学》（第 5 版）的相关章节。

我们，本书所有的作者，完全有资格胜任这项工作。得克萨斯州苏格兰礼拜儿童医院自 1921 年以来一直在治疗有骨科疾病的儿童。我们现有 19 名全职儿童骨科医师。我们团队每周召开 2 次会议，讨论大量手术的手术适应证、手术技术和结果。我们不断地回顾和公布我们在各个方面的手术和非手术治疗的分析结果。在此基础上，我们不断地考虑新的手术技术，用现有的手术来改进结果，同时认识到在一个不断进步的医学科学中没有停滞不前的领域。

Contributors

Daniel J. Sucato, MD
Associate Editor
Chief of Staff
Texas Scottish Rite Hospital for Children;
Professor of Orthopaedic Surgery
The University of Texas Southwestern Medical
    Center;
Staff Orthopaedist
Children's Medical Center
Dallas, Texas

Mark C. Gebhardt, MD
Frederick W. and Jane Ilfed Professor of Ortho-
    paedic Surgery
Harvard Medical School;
Chief of Orthoapedic Surgery
Beth Israel Deaconess Medical Center;
Associate in Orthopaedic Surgery
Children's Hospital Boston
Boston, Massachusetts

John A. Herring, MD
Chief of Staff Emeritus
Texas Scottish Rite Hospital for Children;
Professor of Orthopaedic Surgery
The University of Fexas Southwestern Medical
    Center
Dallas, Texas

Christine Ho, MD
Staff Orthopaedist
Texas Scottish Rite Hospital for Children;
Assistant Professor of Orthopaedic Surgery
The University of Texas Southwestern Medical
    Center
Dallas, Texas

Charles E. Johnston, MD
Assistant Chief of Staff
Texas Scottish Rite Hospital for Children;
Professor of Orthopaedic Surgery
The University of Texas Southwestern Medical
    Center
Dallas, Texas

Lori A. Karol, MD
Staff Orthopaedist
Texas Scottish Rite Hospital for Children;
Professor of Orthopaedic Surgery
The University of Texas Southwestern Medical
    Center
Dallas, Texas

Karl E. Rathjen, MD
Staff Orthopaedist
Texas Scottish Rite Hospital for Children;
Professor
Department of Orthopaedic Surgery
The University of Texas Southwestern Medical
    Center;
Chief of Clinical Service
Department of Orthopaedic Surgery
Children's Medical Center
Dallas, Texas

Anthony I. Riccio, MD
Staff Orthopaedist
Texas Scottish Rite Hospital for Children;
Assistant Professor
Department of Orthopaedic Surgery
The University of Texas Southwestern Medical
    Center;
Staff Orthopaedist

Children's Medical Center
Dallas, Texas
B. Stephens Richards, MD
Chief Medical Officer
Texas Scottish Rite Hospital for Children;
Professor of Orthopaedic Surgery
The University of Texas Southwestern Medical
    Center
Dallas, Texas

Philip L. Wilson, MD
Staff Orthopaedist
Texas Scottish Rite Hospital for Children;
Associate Professor
Department of Orthopaedic Surgery
The University of Texas Southwestern Medical
    Center;
Staff Orthopaedist
Children's Medical Center
Dallas, Texas

目　录

第一章　髋关节疾病 ··· 1

手术 1：髋关节发育性脱位闭合复位石膏固定术 ··· 2

手术 2：内侧入路切开复位发育性髋关节脱位 ·· 3

手术 3：经前外侧入路切开复位发育性髋关节脱位 ·· 7

手术 4：股骨缩短和去旋转截骨术联合髋关节切开复位术 ································· 12

手术 5：股骨转子间内翻截骨及接骨板内固定术 ·· 13

手术 6：大转子骨骺阻滞术 ··· 17

手术 7：大转子远端和外侧移位术 ·· 21

手术 8：大转子外侧移位术 ··· 28

手术 9：股骨近端外侧闭合楔形截骨术伴大转子远端和外侧移位术 ····················· 29

手术 10：Pemberton 截骨术 ··· 31

手术 11：Salter 骨盆截骨术 ·· 35

手术 12：Ganz 髋臼周围截骨术 ··· 40

手术 13：经皮空心螺钉（钢针）固定股骨头骨骺滑脱 ······································· 44

手术 14：Dunn 手术方案及原则（切开复位骨骺和股骨颈短缩术）····················· 47

手术 15：关节内髋关节融合术治疗缺血性坏死 ··· 48

手术 16：Pauwels 股骨转子间 Y 形截骨 ·· 50

手术 17：半骨盆切除术（Banks 和 Coleman 手术） ··· 52

手术 18：髋关节离断术 ··· 58

第二章　神经肌肉疾病 ··· 64

手术 19：经皮跟腱延长术 ··· 65

手术 20：胫前肌肌腱劈开移位术 ·· 66

手术 21：距下关节关节外关节融合术（Grice 手术） ·· 68

手术 22：外侧柱延长术 ··· 71

手术 23：腘绳肌延长术 ··· 73

手术 24：股直肌移位术 ··· 74

手术 25：内收肌挛缩松解术 ·· 76

手术 26：槽式髋臼扩大术 ··· 78

手术 27：Dega 截骨术 ··· 80

手术 28：经骨间膜胫骨后肌肌腱前方移位术 ……………………………………………………………… 82

手术 29：跟腱腓骨远端肌腱固定术治疗骨骼发育未成熟患者的轻度踝外翻 ……………… 85

手术 30：髂腰肌移位术治疗髋外展肌麻痹 ………………………………………………………… 87

手术 31：腓骨长肌肌腱前移至第二跖骨基部 ……………………………………………………… 93

手术 32：后方肌腱转移至跟骨矫正跟骨畸形（Green 和 Grice 手术） …………………… 96

手术 33：三关节融合术 ……………………………………………………………………………………… 99

手术 34：距下关节关节外关节融合术（Grice 手术） …………………………………………… 102

手术 35：尺侧腕伸肌-桡侧腕短伸肌移位术 ……………………………………………………… 105

手术 36：前臂手术技术中指屈肌和腕屈肌肌腱部分延长术 ………………………………… 107

手术 37：肩胛骨肋骨融合术治疗翼状肩胛（Ketenjian 手术） …………………………… 110

第三章　脊柱疾病 ………………………………………………………………………………………… 112

手术 38：用于脊柱后方固定和融合的手术入路 ………………………………………………… 113

手术 39：Ponte 截骨术 …………………………………………………………………………………… 115

手术 40：脊柱后路椎弓根螺钉固定融合术 ………………………………………………………… 116

手术 41：骶髂螺钉固定术 ………………………………………………………………………………… 121

手术 42：胸腰段或腰椎侧弯前路内固定术 ………………………………………………………… 122

第四章　下肢疾病 ………………………………………………………………………………………… 128

手术 43：股四头肌成形术治疗髌骨复发性脱位（Green 手术） …………………………… 129

手术 44：便于穿戴假肢的膝关节融合术治疗股骨近端局灶性缺损 ……………………… 131

手术 45：距跟舟关节背外侧脱位切开复位术（先天性垂直距骨） ………………………… 133

手术 46：足底筋膜切开术 ………………………………………………………………………………… 138

手术 47：趾长伸肌距骨头部移位术（Jones 移位） …………………………………………… 139

手术 48：Dwyer 跟骨外侧楔形截骨术治疗高弓足 …………………………………………… 141

手术 49：背侧楔形截骨术治疗高弓足 ……………………………………………………………… 143

手术 50：Japas 跗骨 V 形截骨术 …………………………………………………………………… 145

手术 51：近端趾间关节切除和关节融合术矫正锤状趾 ……………………………………… 148

手术 52：股骨远端骨骺阻滞术（Green 改良的 Phemister 手术） ………………………… 150

手术 53：经皮骨骺阻滞术 ………………………………………………………………………………… 153

手术 54：胫骨和腓骨近端骨骺阻滞术（Green 改良的 Phemister 手术） ……………… 154

手术 55：坐骨承重膝上截肢（大腿中段截肢术） ……………………………………………… 157

手术 56：膝关节离断术 …………………………………………………………………………………… 162

手术 57：膝下截肢术 ……………………………………………………………………………………… 165

手术 58：不干扰胫骨远端骺板的前路踝关节融合术 ………………………………………… 168

第五章　上肢疾病 ··· 172

手术 59：肱骨外旋截骨术 ·· 173

手术 60：肱二头肌长头腱路径重置，前臂旋前功能重建术（Zancolli 手术）············ 175

手术 61：改良 Green 肩胛骨成形术治疗先天性高肩胛骨畸形（Sprengel 畸形）······ 177

手术 62：Woodward 手术治疗先天性高肩胛骨 ·· 188

手术 63：肩关节离断术 ··· 192

手术 64：上臂截肢术 ·· 194

手术 65：肘关节离断术 ··· 196

手术 66：后方松解术治疗肘关节伸直挛缩 ·· 199

手术 67：后方入路肩胛带离断术（Littlewood 手术）·· 202

手术 68：肘部屈肌成形术（Mayer 和 Green 改良的 Steindler 手术）··················· 208

手术 69：胸大肌移位治疗肘部屈肌麻痹 ·· 213

第一章

髋关节疾病

髋关节发育性脱位常需手术治疗。对于那些在新生儿期漏诊的患者,以及那些早期通过挽具治疗失败的患者,手术通常是必要的。对年龄大于 6 个月大的儿童,我们倾向于进行闭合复位治疗,有时可能需要切开复位。在全身麻醉下轻柔地进行闭合复位,同时要通过关节造影确认复位后的髋关节是稳定的。当闭合复位失败后,则需要切开复位。内侧入路最适合 1 岁以下的儿童,而经前方入路切开复位适用于 1 岁以上的儿童。内侧入路是通过一个小切口完成的,髋关节显露可能很困难,需要非常小心避免股骨头缺血性坏死。步行年龄的儿童可能需要缩短股骨来安全地复位髋关节,18 个月以上的儿童也可能受益于 Salter 或 Pemberton 截骨术。在大多数的病例中,我们没有发现股骨去旋转截骨手术是有益的。

我们发现,在进行内翻截骨术时,通常只需要进行微小的内翻角度调整(10°～15°)。在内翻截骨术中,应将股骨干向内侧移位,在外翻截骨中将其向外侧移位。

对于滑脱的股骨头骨骺,一个全螺纹螺钉就足以稳定滑脱,而且螺钉应放置在股骨颈中央,以避免穿透关节。对不稳定滑脱的处理是有争议的。原位钢针固定术与各种复位手术相比,虽有较低的缺血性坏死率,但患者将来可能需要接受矫正截骨术。切开复位需要非常小心地保存滑膜下支持带内的血管网,手术的成功取决于外科医师的经验和高级培训。

髋臼发育不良的截骨术包括:用于幼儿的 Salter 截骨和 Pemberton 截骨,用于青少年的三联骨盆截骨术,以及用于接近成熟的青少年的髋臼周围手术。后期手术也很复杂,需要外科医师接受高级培训。

手术 1:髋关节发育性脱位闭合复位石膏固定术

手术 2:内侧入路切开复位发育性髋关节脱位

手术 3:经前外侧入路切开复位发育性髋关节脱位

手术 4:股骨缩短和去旋转截骨术联合髋关节切开复位术

手术 5:股骨转子间内翻截骨及接骨板内固定术

手术 6:大转子骨骺阻滞术

手术 7:大转子远端和外侧移位术

手术 8:大转子外侧移位术

手术 9:股骨近端外侧闭合楔形截骨术伴大转子远端和外侧移位术

手术 10:Pemberton 截骨术

手术 11:Salter 骨盆截骨术

手术 12:Ganz 髋臼周围截骨术

手术 13:经皮空心螺钉(钢针)固定股骨头骨骺滑脱

手术 14:Dunn 手术方案及原则(切开复位骨骺和股骨颈短缩术)

手术 15:关节内髋关节融合术治疗缺血性坏死

手术 16:Pauwels 股骨转子间 Y 形截骨术

手术 17:半骨盆切除术(Banks 和 Coleman 手术)

手术 18:髋关节离断术

手术1:髋关节发育性脱位闭合复位石膏固定术(见视频1)

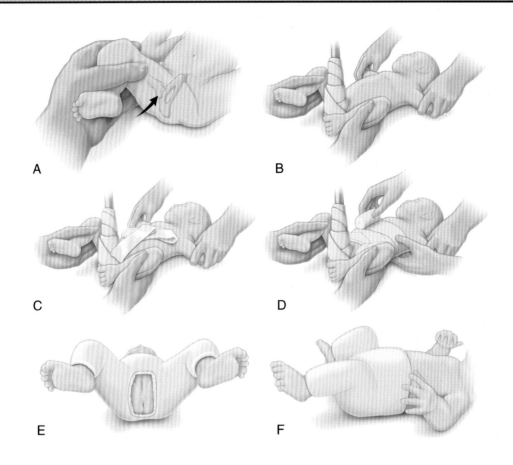

A.　手术的第一步,即评估髋关节复位的质量,可能是最重要的。在婴儿完全麻醉的情况下,外科医师轻柔地进行 Ortolani 手法复位,通过抓住婴儿的大腿,施加轻微的纵向牵引力,用手指提起大转子,并外展臀部以复位股骨头。复位必须在屈髋约 120°位完成。当病人的髋关节复位后,外科医师通过下面两个步骤来评估其稳定性,将髋关节逐渐伸直至再脱位点,然后将髋关节内收至再脱位点。如果复位后的髋关节可以从最大角度外展位内收 20°～30°,并且可以伸直髋到 90°以下而不脱位,则复位被认为是稳定的。此时可进行髋关节造影,以进一步评估复位质量。如果在髋关节处于复位位置时触诊,发现内收肌较紧,则可进行长收肌腱松解以降低髋关节压力。

B.　复位成功后,将患者放在婴儿髋人字石膏台上进行石膏固定。将手术台的头侧抬高,以帮助会阴紧贴中心柱。在此时,外科医师应该确定髋关节已完全复位。医师应抓住臀部以维持复位,同时避免极端外展或内部旋转。

C.　将一条卷起的毛巾或婴儿服放在孩子的腹部,待石膏凝固后取出,预留出呼吸空间。

D.　先在患儿腹部以"8"字形的方式缠绕石膏毡,然后在腹股沟周围,再沿着腿部向下。管形石膏通常先打在患肢小腿中部和对侧膝关节上方。如有可能,可以在操作前先紧贴患儿皮肤放置一层防潮材料(如 Gore-Tex)。然后将石膏绷带(通常用玻璃纤维)缠到要覆盖的区域。在整个手术过程中,外科医师必须不断评估婴儿的髋部位置,最大限度地外展髋关节,然后"退回"至少 15°,以防止髋关节下垂到完全外展位。

E.　从台子上取下患儿,开窗,即去除会阴区的石膏。此时可进行 X 线摄片,以确保复位满意。如果对复位仍有疑问,薄层计算机断层扫描有助于确认髋关节的位置。

F.　髋人字石膏的侧视图。

手术 2：内侧入路切开复位发育性髋关节脱位

患者处于仰卧位，同侧臀部、半骨盆和整个下肢按常规方式消毒和铺巾，方便术中自由摆放肢体。

我们更喜欢横向皮肤切口，因为它能更好地显露髋关节，而且比纵向切口更美观。用传统的 Ludloff 技术经耻骨肌前方显露髋关节。在下文中同时也将介绍另一种替代手术入路，经耻骨肌后方入路。

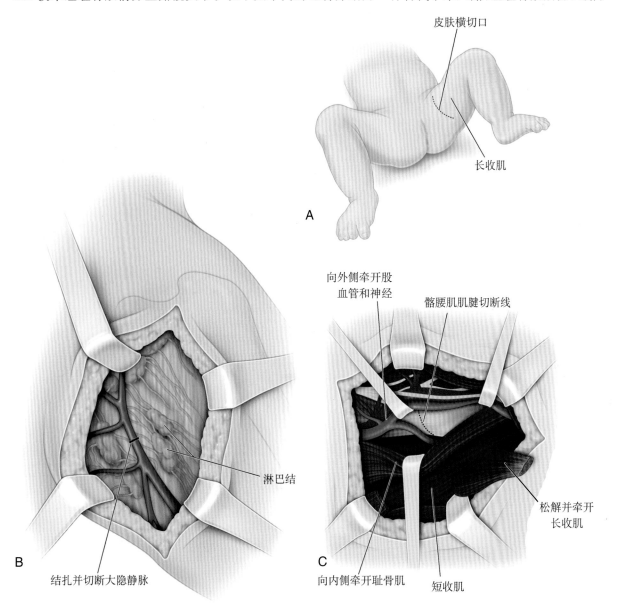

皮肤横切口

长收肌

A

向外侧牵开股血管和神经

髂腰肌肌腱切断线

淋巴结

B

结扎并切断大隐静脉

C

向内侧牵开耻骨肌 短收肌

松解并牵开长收肌

横切口经耻骨肌前外侧手术入路

A. 首选的入路是通过一个横斜的皮肤切口。切口以长收肌的前缘为中心，位于腹股沟皱褶远侧约 1cm，并与之平行，长 5～7cm。然后分离深筋膜，此时应注意不要损伤大隐静脉；但必要时可切断并结扎大隐静脉。

B 和 C. 在耻骨肌和股鞘之间，经耻骨肌前方显露髋关节。在此入路中，向内侧和下方牵开耻骨肌，向外侧牵开股血管和神经，从而显露出走向小转子的髂腰肌肌腱。旋股血管穿过视野，小心地将其向外侧牵开。

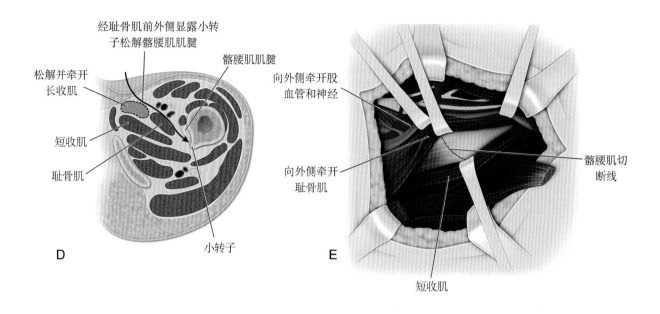

经耻骨肌前外侧显露小转
子松解髂腰肌肌腱

髂腰肌肌腱

松解并牵开
长收肌

短收肌

耻骨肌

小转子

D

向外侧牵开股
血管和神经

向外侧牵开
耻骨肌

髂腰肌切
断线

短收肌

E

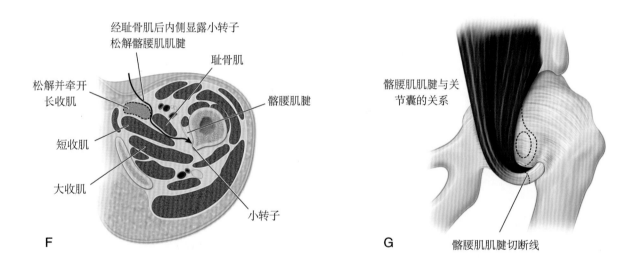

经耻骨肌后内侧显露小转子
松解髂腰肌肌腱

耻骨肌

松解并牵开
长收肌

髂腰肌肌腱

短收肌

大收肌

小转子

F

髂腰肌肌腱与关
节囊的关系

髂腰肌肌腱切断线

G

D. 横切面显示经耻骨肌前方的髋关节入路。

经耻骨肌内侧入路

E 和 F. 髋关节也可以通过位于耻骨肌后内侧的路径显露。耻骨肌向外侧牵开,保护股血管和神经,短收肌向内侧牵开,显露髂腰肌肌腱止于小转子处。在髂腰肌肌腱下方插入 Kelly 钳,略微张开,然后切断该肌腱。

G. 在所有内侧入路中,均切断腰大肌肌腱并任其向近端回缩,同时将髂腰肌肌纤维从前方髋关节囊上轻柔地剥离。

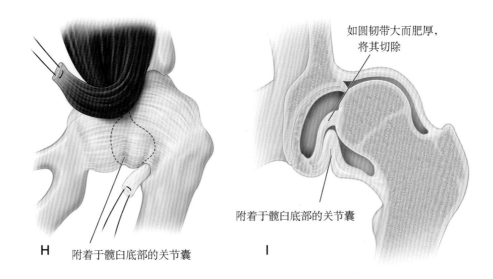

如圆韧带大而肥厚，将其切除

附着于髋臼底部的关节囊

附着于髋臼底部的关节囊

H

I

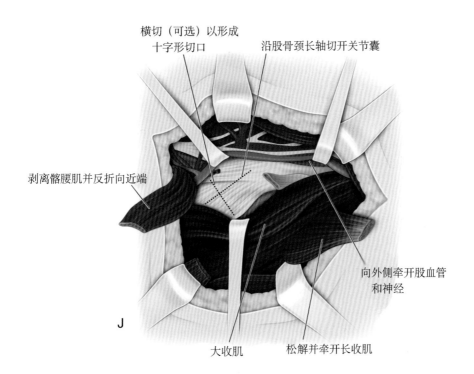

横切（可选）以形成十字形切口

沿股骨颈长轴切开关节囊

剥离髂腰肌并反折向近端

向外侧牵开股血管和神经

J

大收肌

松解并牵开长收肌

　　H 和 I. 将关节囊的下部和横韧带连同股骨头一起牵向上方。关节囊可能与髋臼底部粘连，肥大的圆韧带通常需要切除，以便更好地显露和复位股骨头。

　　J. 切开关节囊时，切口应与髋臼边缘平行。最好是先在关节囊上刺一小口，插入一个小止血钳，然后用止血钳保护股骨头来完成切开。图中显示的是十字形切口；然而，平行于髋臼边缘的单个切口通常就足够。

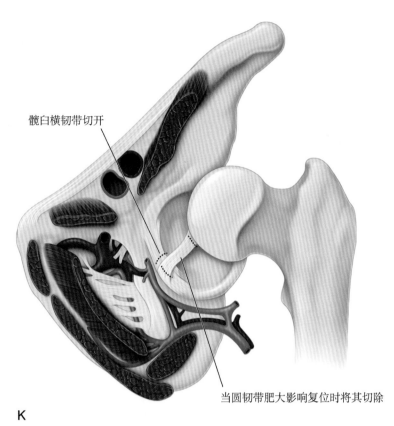

髋臼横韧带切开

当圆韧带肥大影响复位时将其切除

K

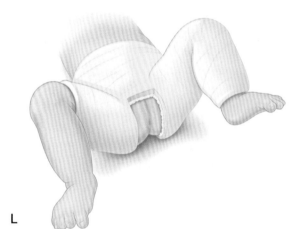

L

K. 切开髋臼横韧带,切除圆韧带。切除多余的后方关节囊。

在这一步之后,股骨头应该很容易地复位到臼缘的下方。如果股骨头不易复位,就应更彻底地松解内侧关节囊和髋臼横韧带。把持髋关节在 30°外展、90°～100°屈曲和旋转中立位,以维持复位。不需要修复关节囊。常规闭合切口。

L. 用一个半髋人字形石膏将髋关节固定在屈曲 100°,外展 30°,旋转中立。在石膏的使用和放置过程中,用手掌在大转子上施加内侧方向的压力。外科医师应确保髋关节没有被置于最大的外展位,以避免股骨头承受过大的压力。

术后护理

每隔 6 周更换一次石膏,石膏固定的总时间约为 3 个月。

手术3：经前外侧入路切开复位发育性髋关节脱位

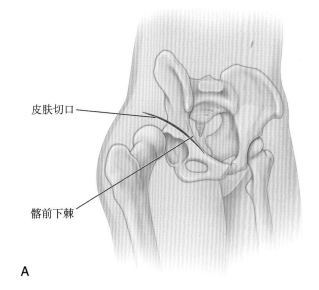

皮肤切口

髂前下棘

A

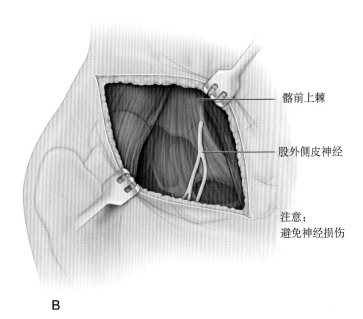

髂前上棘

股外侧皮神经

注意：
避免神经损伤

B

手术技术

A. 患者仰卧，用覆布卷垫高臀部。整个下肢和患者的半侧骨盆消毒，铺巾，并允许患侧髋关节在手术中随意摆放。

皮肤切口是一个斜行的"比基尼"切口。以前使用的切口会在髂嵴上产生难看的瘢痕，而比基尼切口则提供了良好的显露和美观效果。触诊和标记髂前下棘。切口起自从大转子到髂嵴连线约2/3处，经过髂前下棘后，再向前延长1cm或2cm。

B. 然后向近端牵开皮肤切口至髂嵴，向深层解剖显露髂嵴隆起。

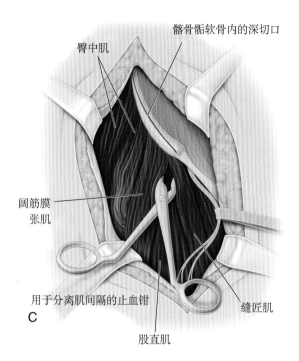

臀中肌
髂骨骺软骨内的深切口
阔筋膜张肌
用于分离肌间隔的止血钳
缝匠肌
股直肌
C

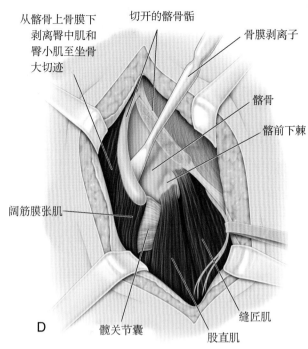

从髂骨上骨膜下剥离臀中肌和臀小肌至坐骨大切迹
切开的髂骨骺
骨膜剥离子
髂骨
髂前下棘
阔筋膜张肌
髋关节囊
缝匠肌
股直肌
D

C. 在前方,由远端到近端钝性分离阔筋膜张肌-缝匠肌间隔。股外侧皮神经位于肌间隔的内侧,在髂前下棘的远端,应加以保护。通过钝性分离扩大肌间隔,显露起自髂前下棘的股直肌。

D. 用手术刀或电刀切开髂骨骺,直至髂骨嵴。用骨膜剥离子在骨膜下分离,显露髂嵴外板。外科医师必须小心保持骨膜完整,因为它保护了髂肌并防止出血。髂翼上的出血点应用骨蜡止血,即使出血点看起来很小。干净的术野可以使手术的后续步骤更加容易。进一步的骨膜下剥离分开内侧的缝匠肌和外侧的阔筋膜张肌,从而显露起自髂前下棘的股直肌。

E. 将股直肌从髋关节囊上剥离,辨认、标记并切断其直头和反折头。显露髋关节囊外侧,首先用骨膜剥离子剥除附着在关节囊上的肌肉。接下来,显露关节囊内侧部分,再次用骨膜剥离子分开关节囊和髂腰肌腱。屈曲髋关节可以放松髂腰肌,有助于内侧暴露。显露位于髂腰肌下方的关节囊,要进入真正的髋臼,必须使用深部拉钩用力将髂腰肌向内侧牵开。

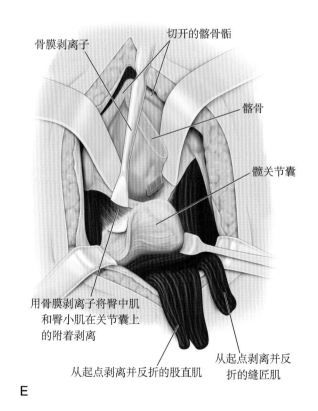

骨膜剥离子
切开的髂骨骺
髂骨
髋关节囊
用骨膜剥离子将臀中肌和臀小肌在关节囊上的附着剥离
从起点剥离并反折的股直肌
从起点剥离并反折的缝匠肌
E

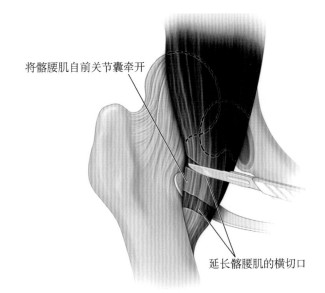

将髂腰肌自前关节囊牵开

延长髂腰肌的横切口

F

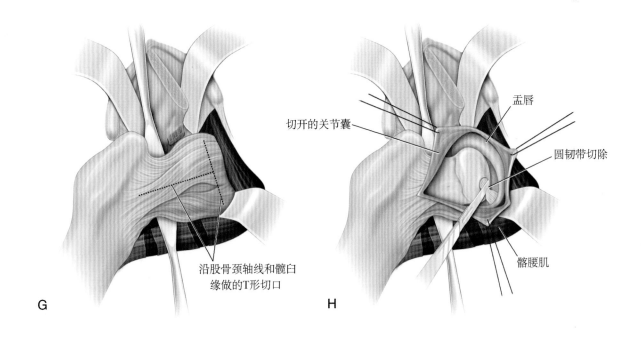

沿股骨颈轴线和髋臼缘做的T形切口

G

切开的关节囊

盂唇

圆韧带切除

髂腰肌

H

F. 如果髂腰肌腱牵开困难,可能需要将其切断。

G. 充分显露关节囊,用刀切开关节囊。先将止血钳插入关节囊中,在器械上方打开关节囊,并与髋臼边缘平行,留下 5mm 的关节囊边缘。这个切口应该向内侧一直延伸到髋臼横韧带,向外侧延伸到大转子上方。第二个关节囊切口沿着股骨颈向下形成一个 T 形切口。

H. 用 Kocher 钳夹住关节囊边缘,插入钝探针观察髋臼。应屈曲并外旋转髋关节以显露髋臼。用直角夹钳将圆韧带拉出,然后沿着圆韧带找到髋臼的底部。这一步很重要;许多外科医师曾经把假髋臼误认为是真髋臼。

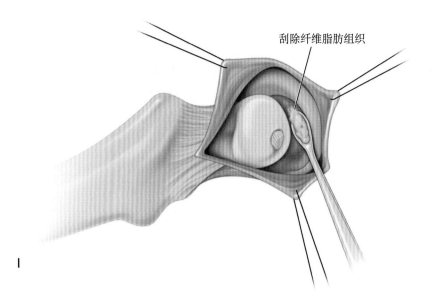

刮除纤维脂肪组织

I

I. 用剪刀将圆韧带从髋臼的底部剪断。最初,尤其是当股骨头复位时髋臼盂唇可能会折叠并进入到髋臼内。这通常表明妨碍复位内侧结构(即关节囊、髂腰肌和横韧带)松解不充分。在更彻底的内侧松解后,股骨头应可在盂唇下方复位,从而将盂唇从髋臼中挤出。几乎没有必要切除盂唇。

接下来,外科医师检查并确定:①髋臼的深度及其顶部的倾斜度;②股骨头的形状及其表面覆盖的关节透明软骨的光滑度和状况;③股骨颈的前倾程度;④复位后髋关节的稳定性。通过屈曲、外展和内旋髋关节,同时对大转子施加牵引和温和的压力,将股骨头在直视下复位在髋臼内。反向重复这组动作使髋关节再脱位。确定股骨头脱出髋臼时髋关节的位置,并在记录手术记录中。如有必要,将无菌 4-0 或 5-0 钢丝卷成弧形,贴在股骨头软骨进行标记,复位髋关节,获取 X 射线摄片,然后取出钢丝。如果髋关节不稳定,或者在直视下复位后,股骨头的上方和前方覆盖不足,外科医师此时应决定是进行 Salter 骨盆截骨术还是股骨近端去旋转截骨术。

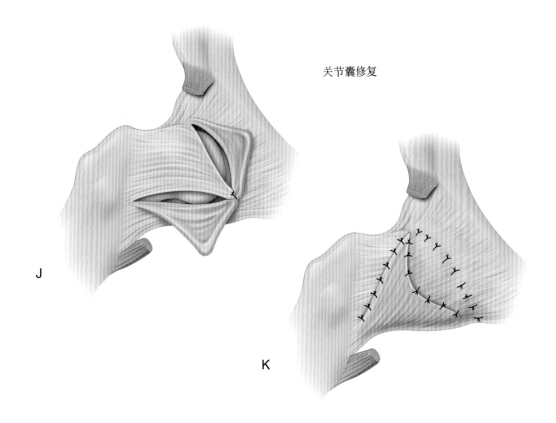

关节囊修复

J

K

J 和 K. 接下来要进行仔细的关节囊成形术。保持股骨头在髋臼内的解剖位置是非常重要的。在余下的手术中,髋关节由第二助手把持在30°外展,30°~45°屈曲,以及20°~30°内旋位,以维持股骨头的复位。内侧旋转的角度取决于前倾的严重程度。

应该通过折叠和重叠游离缘的方式来消除上方关节囊的冗余部分。前方和内侧的关节囊也应该用类似背心插入短裤样的缝合方式收紧。如果关节囊闭合后过于松弛和多余,可以切除一部分。在髋关节脱位时,将数针不可吸收的缝线穿过仍然附着在髋臼上的内侧关节囊膜。针留在缝线上,用钳子夹住。复位髋关节,用 Kocher 钳将上外侧的关节囊牵向内侧和远端;这样可以保持髋部内旋并深深地固定在髋臼中。将预置的缝合线在此位置穿过上外侧关节囊并打结扎紧。任何冗余的关节囊都是用不可吸收的缝合线叠瓦状缝合,关闭关节囊切口。在髂嵴上将切开的两半髂骨骨骺缝合在一起。将股直肌和缝匠肌缝回其起始处。然后按常规方式闭合伤口。在应用一个半的髋人字石膏前,拍摄髋关节前后的 X 线片,以确保同心复位。当进行射线照相时,应取下患者臀部下方的覆布卷,以获得真实的骨盆前后像。用石膏将髋关节固定在大约45°外展,60°~70°屈曲,20°~30°内旋位。始终维持膝关节在45°~60°屈曲,以放松肌腱,控制石膏内的旋转。

术后护理

患者被固定在一个半髋人字石膏内6周。6周后,在麻醉下对患者进行检查,并使用一种 Petrie 管类型的石膏。这种长腿石膏能使髋关节保持在外展45°,内部旋转15°位,并由一个或两个杆连接。当通过外展和内旋髋关节能维持复位时,佩戴这种石膏可以允许髋关节进行屈曲和伸展。4周后在诊所取下石膏。孩子在佩戴石膏时允许负重。如果复诊时髋关节仍不稳定,则第二个髋人字石膏继续固定可能是合适的。

手术 4：股骨缩短和去旋转截骨术联合髋关节切开复位术（见视频 2 和视频 3）

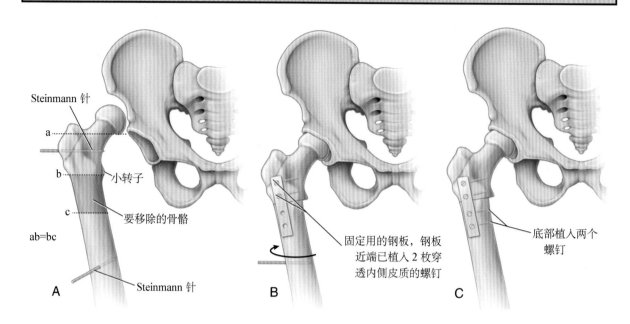

股骨缩短和去旋转截骨术是通过一个单独的外侧纵向切口进行的，尽管其他外科医师可能使用不同的入路。通过大腿上一个单独的纵向切口暴露股骨干上段在技术上更简单；出血更少、瘢痕小，在美学上更具吸引力。骨膜下暴露足够长度的股骨干上段是至关重要的。

对于不可复位的脱位，缩短股骨有助于复位；当由于股骨头压力增加而难以复位时，缩短股骨也会使髋关节减压。

手术技术

A. 股骨缩短是必要的，以减少已复位的股骨头上的压力，众所周知这种压力可以造成股骨头缺血性。通过测量从股骨头底部到髋臼底部（a 到 b）的距离，可以从术前仰卧位 X 线片上估计所需缩短的长度。从 b 到 c 的距离必须等于从 a 到 b 的距离。然而，对于较高位置的脱位，这可能高估了所需缩短的长度。切开复位的手术，包括清理髋臼，需要在股骨横形截骨前进行。试验性复位可以使外科医师感知肌肉和其他挛缩结构的紧张程度，据此可以对股骨所需缩短的长度进行再一次的判断。

用锯子沿着股骨干长轴的前部做一个纵向标记。这是股骨旋转的定向标记。也可以同时在股骨计划截骨处的上方和下方横向置入 Steinmann 针，作为标记。

B. 股骨在小转子正下方被横断。复位髋关节，股骨干远端与近端轴向对齐。观察股骨干重叠的长度，这可以帮助外科医师对所需缩短的长度做最后一次判断；截骨长度通常在 1～2cm。在股骨干远端标记此重叠平面，在该水平处再次截断股骨干。螺钉经过近端 2 个孔将一块四孔钢板固定在股骨近端，用 Verbrugge 钳将股骨干远端固定在钢板上。

C. 复位髋关节，评估股骨旋转和缩短的充分性。一般来说，如果外科医师能用中等的力量将复位的股骨头从髋臼上拉开 3～4mm，髋关节减压的程度就足够了。在旋转标记对齐的情况下，下肢的位置应处于适度的内旋位。只有当下肢处于极度的内旋位时，才需要进行去旋转化处理。植入其余的螺钉，将股骨干远端固定在钢板上。

大腿外侧切口按常规方式闭合。髋关节囊的修复及其他步骤如第 7 页手术 3 所示。

术后护理

术后护理类似于髋关节切开复位术后的护理。术后 6 个月，当截骨处已经完全愈合时，可以取出钢板。

手术5:股骨转子间内翻截骨及接骨板内固定术

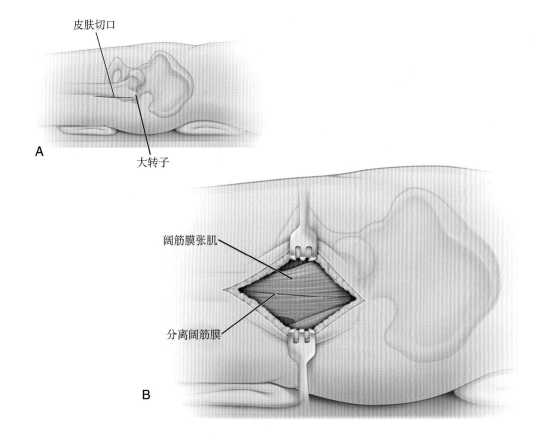

皮肤切口

A

大转子

阔筋膜张肌

分离阔筋膜

B

手术技术

A. 手术时儿童仰卧在透放射线手术台上。术中需要 X 线摄像。一些外科医师更喜欢在骨折手术床上对年龄较大的孩子进行手术,因为更容易进行髋关节的侧位像的拍摄。从大转子的尖端开始,平行股骨向远端延长 10～12cm,形成一个直的、侧方中线的纵向切口。沿皮肤切口方向分离皮下组织。

B. 继续向深层解剖显露阔筋膜。首先用手术刀切开一个小口,然后用剪刀沿纤维方向纵向切开。阔筋膜应在阔筋膜张肌后方分开,以避免损伤肌肉。

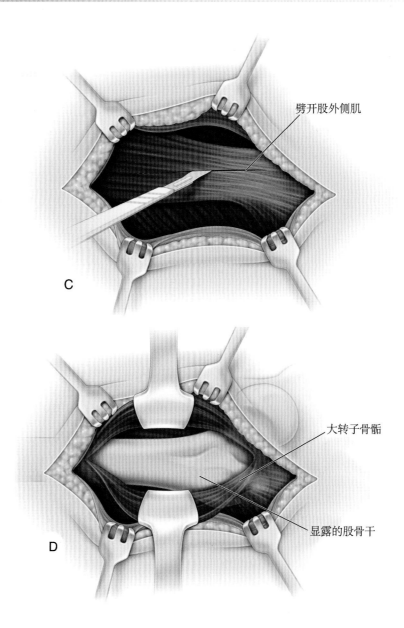

C. 牵开髂胫束,显露股外侧肌,然后显露股骨近端前外侧区和转子区。重要的是不要损伤大转子生长板。从大转子的基底部向股骨的后外侧横行切断股外侧肌的起点。将股外侧肌纤维从外侧肌间隔和臀大肌肌腱止点处剥离。

D. 通过骨膜下剥离显露股骨外侧面。不应干扰大转子骨骺。

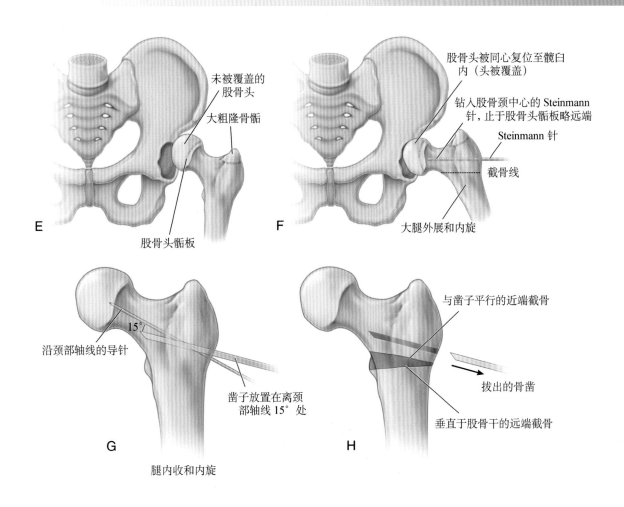

E和F. 通过外展和内旋髋关节维持股骨头在髋臼中心,并用影像增强器摄像确认。立即在大转子的骨骺生长板的远端,经股骨干外侧皮质插入一个3mm的Steinmann针,该针平行于手术室地面并与患者躯干的正中矢状面成直角,沿着股骨颈纵轴向内侧钻入Steinmann针,并在接近股骨头骨骺的远端时停止。在手术过程中,可以随时再现近端股骨的这种位置,方法是将Steinmann针水平地平行于地板,并与患者躯干的纵轴呈90°,这是一种非常可靠和简单的方法,可以正确地定位近端股骨。

G. 接骨板的凿子放置的角度确定如下:如果凿子与导针平行,90°接骨板将产生90°颈干角度。在这种情况下,我们的目标是产生一个105°的颈干角。因此,将凿子放置在与导针成15°的位置,将90°的颈干角增加15°,从而形成105°的最终角度。

H. 截骨是在凿子就位时进行的。近端截骨与凿子平行,远端截骨与股骨干垂直。

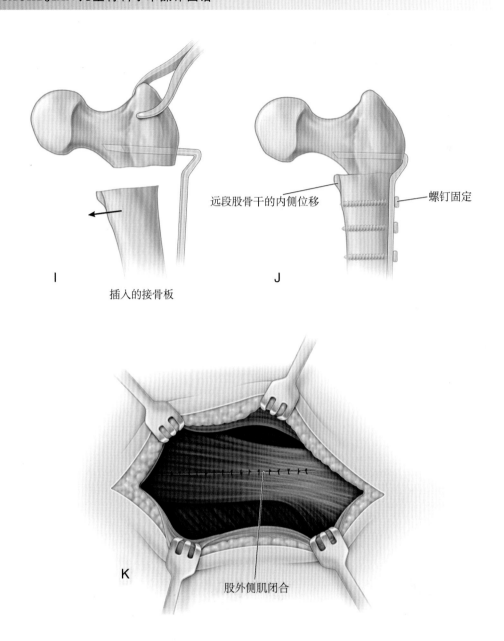

I 插入的接骨板

J 远段股骨干的内侧位移　螺钉固定

K 股外侧肌闭合

I. 取下截除的三角形骨块后，将凿子取出，插入接骨板。仔细控制股骨近端，充分显露凿子的入口位置，便于放置刀片。

J. 接骨板完全贴附于远段股骨干，并钻孔、攻丝、螺钉固定。钢板的成角会产生股骨干的内侧位移，这对髋关节的生物力学结构非常重要。未能将远段股骨干移向内侧，将导致钢板外侧突出，腹股沟区宽大。

K. 连续缝合股外侧肌和阔筋膜。皮下和皮肤用可吸收缝线缝合，完成手术。

术后护理

当骨强度正常时，截骨处是稳定的。对于依从性好的患者，不需要固定石膏。对于依从性不好的儿童和那些患有骨质疏松症的儿童，在进行切开复位术后需要 6 周的髋人字石膏固定。

手术 6:大转子骨骺阻滞术

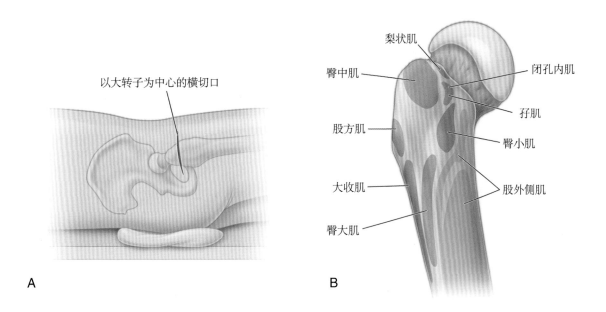

以大转子为中心的横切口

A

梨状肌
臀中肌
闭孔内肌
孖肌
股方肌
臀小肌
大收肌
股外侧肌
臀大肌

B

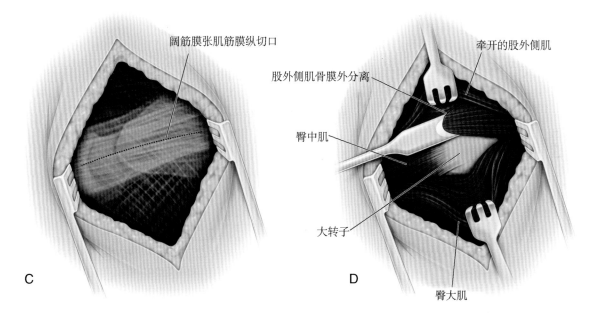

阔筋膜张肌筋膜纵切口

C

牵开的股外侧肌
股外侧肌骨膜外分离
臀中肌
大转子
臀大肌

D

手术技术

A. 儿童仰卧,同侧臀部下方垫沙袋。整个下肢、髋部和骨盆消毒铺巾,并允许在术中髋部可以随意摆放。以大转子骨骺为中心做一个 5~7cm 长的横向切口。如果需要的话,可以做一个纵向切口,特别是在估计到将来可能需要大转子远端移位的情况下。

B. 图示股外侧肌起点的范围:股骨转子间线的上部、大转子的前下缘、臀肌粗隆的外侧端和粗线外侧端的上部。

C. 随皮肤切口方向切开皮下组织,拉开皮缘。在阔筋膜张肌筋膜上做一个纵行切口。

D. 将阔筋膜张肌向前拉开,松解股外侧肌的起始部,在骨膜下分离股外侧肌。

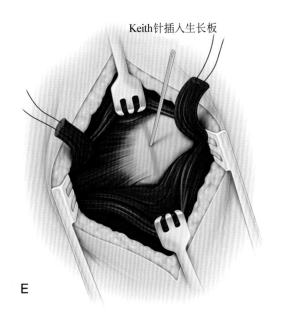

Keith针插入生长板

E

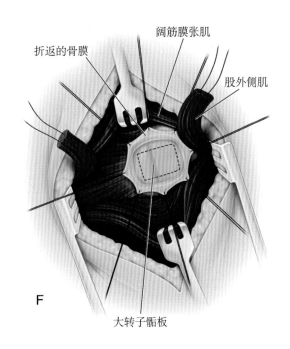

折返的骨膜
阔筋膜张肌
股外侧肌

大转子骺板

F

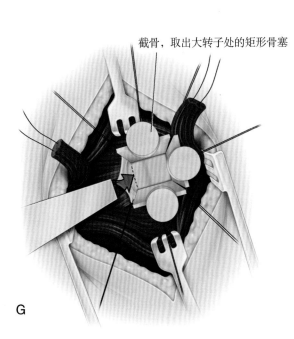

截骨，取出大转子处的矩形骨塞

G

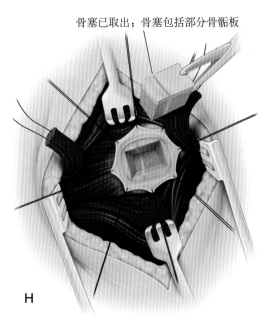

骨塞已取出；骨塞包括部分骨骺板

H

　　E. 将 Keith 针（长的直缝合针）插入大转子骨骺的软生长板中。获得前后位 X 线片，以验证 Keith 针和生长板的位置（许多外科医师会在影像增强器监视下用一个刮匙刮除部分骺软骨，以此来定位）。

　　F. 做一个纵向的和两个横向的切口分开骨膜。在要移除和旋转的矩形骨塞四边钻孔标记。这个矩形长 2cm，宽 1.25cm。在一个较小的孩子，矩形是 1cm（2/5 英寸）长和 0.6cm（1/5 英寸）宽。

　　G 和 H. 垂直截骨，移除矩形骨塞。注意生长板位于矩形的近 1/3 处。

用菱形钻头和刮匙破坏生长板

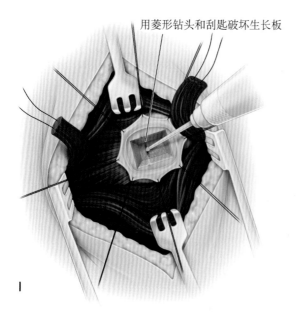

I

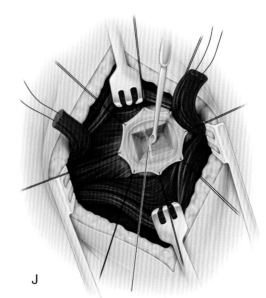

J

松质骨（来自股骨近端）置于
清除的生长板缺损处

大转子骨塞（旋转180°）回植

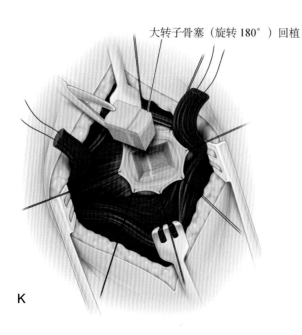

K

将骨塞牢固地嵌入

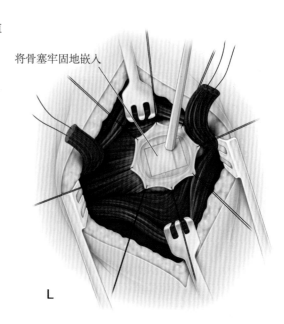

L

I. 用一个菱形的钻头和刮匙破坏生长板。术者应注意，不要器械插入转子窝并损伤股骨头的血供。

J. 用一个弧形的骨凿，从股骨近端取松质骨，并填充到生长板的缺损处。

K 和 L. 将骨塞旋转 180°，填充大转子处的骨缺损，并用骨冲和锤子锤入，牢牢固定。

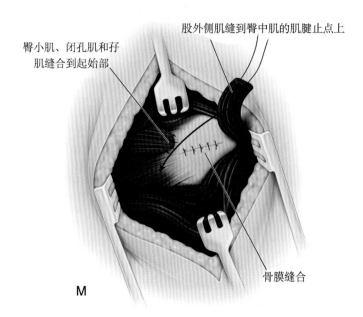

股外侧肌缝到臀中肌的肌腱止点上

臀小肌、闭孔肌和孖
肌缝合到起始部

骨膜缝合

M

M. 在骨膜闭合后,将松解的肌肉缝回到起始部位,将股外侧缝到臀中肌和臀小肌的肌腱止点上。阔筋膜用间断缝线闭合,用间断和皮下缝合法关闭切口。髋关节的石膏固定不是必需的。

术后护理

术后第一天,只要患者感到舒适,就允许下床。患者在几天内出院回家,并指导其扶拐杖三点式负重行走 3～4 周,以保护手术后的肢体。

手术7:大转子远端和外侧移位术

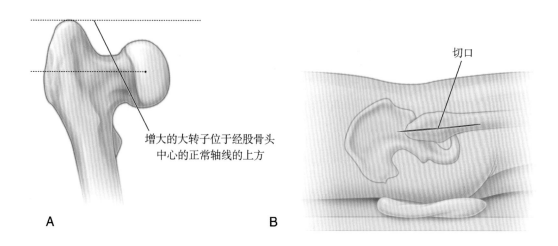

增大的大转子位于经股骨头
中心的正常轴线的上方

切口

A   B

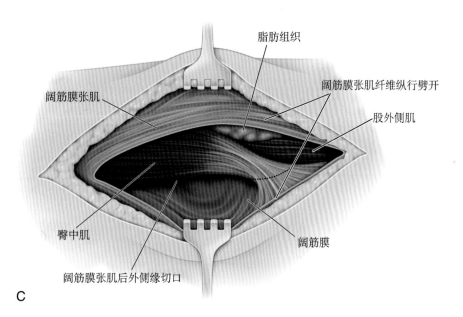

脂肪组织

阔筋膜张肌

阔筋膜张肌纤维纵行劈开

股外侧肌

臀中肌

阔筋膜

阔筋膜张肌后外侧缘切口

C

手术技术

A 和 B. 患者被放置在骨折台上,将受累的髋关节摆放在内收和外展的中立位置,20°～30°内旋,使大转子向前,以便于显露。另一侧髋摆在 40°外展位。图像增强器前后透视用于显示股骨头和颈部、大转子和股骨干近端。髋关节应向内侧旋转,这样在摄片时就可以看到大转子的侧面,而不是与股骨颈叠加在一起。透视时能看到大转子窝是很重要的。受累的臀部和大腿上 2/3 是按照通常的方式消毒和铺巾。

在大腿的侧面,从大转子的尖端开始,向远端做一个 10cm 纵行的直切口。沿皮肤切口方向分离皮下组织。

C. 沿纤维方向纵向裂开阔筋膜。

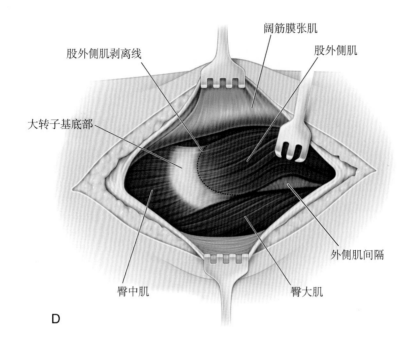

阔筋膜张肌

股外侧肌剥离线

股外侧肌

大转子基底部

臀中肌

臀大肌

外侧肌间隔

D

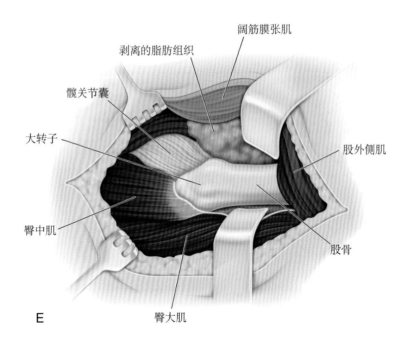

剥离的脂肪组织

阔筋膜张肌

髋关节囊

大转子

股外侧肌

臀中肌

股骨

臀大肌

E

D 和 E. 通过近侧马蹄形切口,将股外侧肌起始部从外展肌结节剥下,并从股骨干上在骨膜下向远端剥离 5～7cm。应整体剥离股外侧肌。

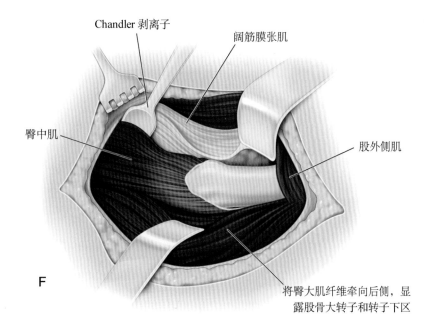

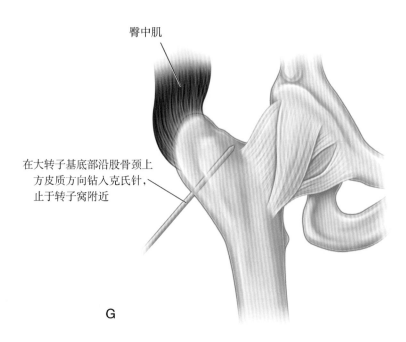

F. 辨认臀中肌的前缘，在其深部下面插入一个钝的牵开器；牵开器的尖端指向转子窝。

G. 此时，为了正确定位大转子截骨平面，在外展肌结节水平处插入一根光滑的克氏针；它指向大转子窝并与股骨颈上方皮质成一条直线。用图像增强器的摄像来确定导针的高度和深度。克氏针的尖端不能钻透内侧皮质进入转子窝。

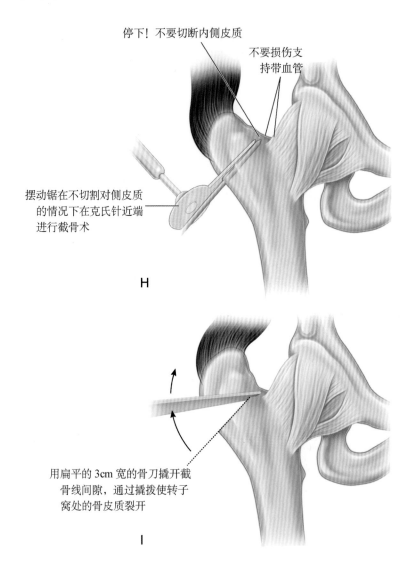

H. 在大转子的后缘下放置一个钝的扁平的牵开器,以保护软组织。先前使用的前方的牵开器保护腹侧软组织。用 2～3cm 宽的往复锯,沿着克氏针的近端边缘,沿前后方向切开大转子。在距转子窝内侧皮质 3mm 处停止切割。必须避免对转子窝血管的损伤,以防止股骨头坏死。

I. 接下来,将一个 3cm 宽的扁骨刀插入截骨线的间隙内,通过向头侧移动骨刀手柄将截骨部位撬开。在间隙中利用骨刀作为杠杆进行撬拨,从而造成内侧皮质的青枝骨折。

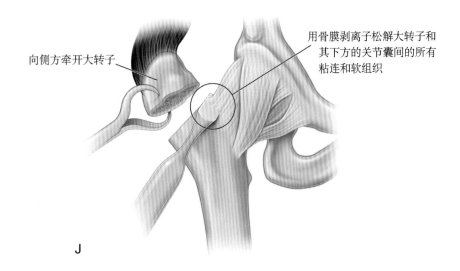

向侧方牵开大转子

用骨膜剥离子松解大转子和
其下方的关节囊间的所有
粘连和软组织

J

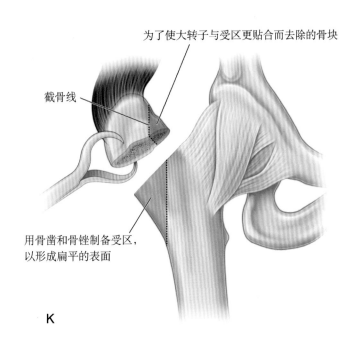

为了使大转子与受区更贴合而去除的骨块

截骨线

用骨凿和骨锉制备受区，
以形成扁平的表面

K

　　J. 将一个大的骨膜剥离子放置在截骨线间隙的深处，通过轻轻地上下撬动手柄，把这个间隙内侧缘打开。用 Lewin 骨钳将大转子骨块向上外侧提起，松解关节囊和大转子内侧之间的粘连。这必须非常小心，以避免损伤关节囊中的支持带血管。不要折断大转子。当在大转子上施加向外侧和远端牵引时，能感受到肌肉的弹性反应，提示大转子已被充分地松动；如果肌肉阻力仍然存在，则意味着存在的粘连组织必须进一步地进行松解。

　　K. 大转子充分松动后，用弧形的骨刀修整股骨干近端外侧面的受区，以形成一个扁平的骨面。外科医师不应从股骨的外侧面去除过多的骨。然后，将大转子向远端和外侧移位；对于股骨前倾过度的患儿，可以把大转子稍微向前方移位。如果需要将大转子过度地向远端移位，可以在骨折台上外展髋关节。

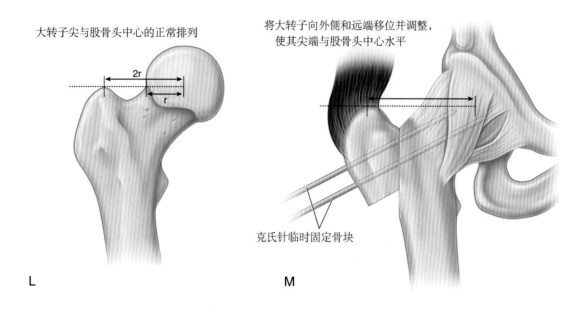

大转子尖与股骨头中心的正常排列

将大转子向外侧和远端移位并调整，使其尖端与股骨头中心水平

克氏针临时固定骨块

L   M

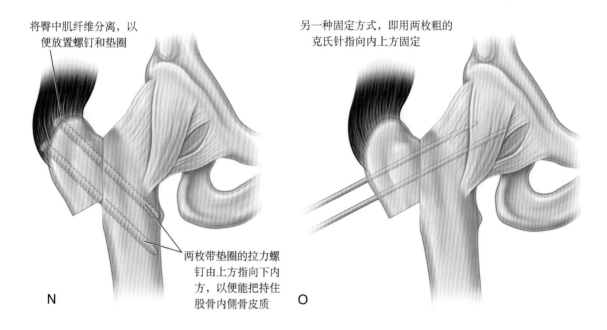

将臀中肌纤维分离，以便放置螺钉和垫圈

另一种固定方式，即用两枚粗的克氏针指向内上方固定

两枚带垫圈的拉力螺钉由上方指向下内方，以便能把持住股骨内侧骨皮质

N   O

L 和 M. 将大转子维持在理想的位置上，并通过向上和向内钻入的两枚合适尺寸的螺纹克氏针临时固定在股骨上。此时，用影像增强器摄像来确认大转子的精准位置。如前所述，大转子的尖端应与股骨头的中心平齐，并与之保持 2～2.5 倍股骨头半径的距离。如果准确测量有困难，可将一根长的克氏针水平放置，并平行于两侧髂前上棘连线，使其穿过股骨头中心；然后检查大转子尖端的位置。

N. 在固定骨块之前，将臀肌沿着纤维的方向劈开，以暴露骨面并避免肌肉坏死。通过两个拉力螺钉（每个螺钉配备一个垫圈）将大转子固定在股骨近端外侧面，拉力螺钉以 45°角指向内侧和远端，以抵消髋外展肌的拉力。对于较大的大转子，使用 6.5mm 松质螺钉和适当尺寸的钻头；对于较小的大转子，使用 3.2mm 螺钉。在拧入螺钉时过度用力，可能会破坏大转子的外皮质。选择性地使用大转子外侧皮质攻丝可避免这种风险。垫圈增加了接触面积，帮助术者避免螺钉切割骨皮质，确保更安全地固定，并允许患肢早期活动。拧入两枚螺钉后，去除初始固定的克氏针。

O. 另一种方法是,用两条粗的、有螺纹的克氏针向上内方固定。髋外展肌所产生的拉力通过钢针的方向将转化成一种将大转子压缩股骨外侧表面的压力。我们不建议使用这种方法进行内固定,因为螺钉固定更稳定。然而,对于肥胖或不合作的患者,除了螺钉固定外,还可以使用带螺纹的克氏针进行辅助。或者,可以使用张力钢丝带,如第 28 页手术 8"大转子外侧移位术"中所述。

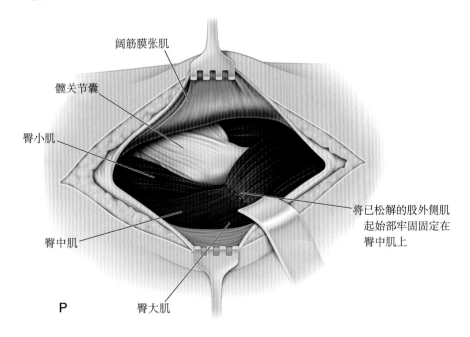

P. 通过最终的术中 X 线片,以确保大转子已移位到理想的位置。其次,被松解的股外侧肌起始部被牢固地缝合到臀中肌和臀小肌止点处的肌腱上。这种张力带式缝合吸收了髋外展肌产生的拉力,加强大转子的内固定效果。插入负压吸引管,切口的其余部分按常规方式闭合。皮下缝合皮肤。

术后护理

患者被放置在分离式 Russell 牵引架或外展枕上,每侧髋关节处于外展 35°～40°位。一旦患者感到舒适,就开始积极的辅助活动。应避免髋关节内收和过度屈曲。在仰卧位进行髋外展活动,可以消除重力的影响。应小心翼翼地逐渐增加坐起的角度,因为在屈髋 60°～90°位的情况下,臀中肌的后部纤维将对大转子施加强大的侧方旋转力,并可能导致其固定松动。

患者舒适时可以用双拐下床,并应指导患者扶双拐三点式步态行走,患肢部分负重以保护手术后的肢体。病人一旦能扶拐和独立安全地生活,就可以出院了。手术 3 周后,开始侧卧位髋外展练习,允许孩子坐起和上学校。在 6 周时,截骨处骨性强度通常足以开始使用对侧单拐负重(以保护手术后的髋部)和进行站立的 Trendelenburg 练习。在髋外展肌的肌力恢复到正常或良好之前,以及在 Trendelenburg 征没有消失之前,应继续对侧扶单拐保护。

手术后 3～6 个月内将螺钉取出。取出螺钉时,术者应非常小心,不要损坏臀中肌和小肌纤维。取出螺钉后,用拐杖支撑三点式部分负重 2～3 周,保护髋关节。为了恢复髋外展肌的肌力应进行侧卧位髋外展运动和站立位 Trendelenburg 练习。

手术 8：大转子外侧移位术

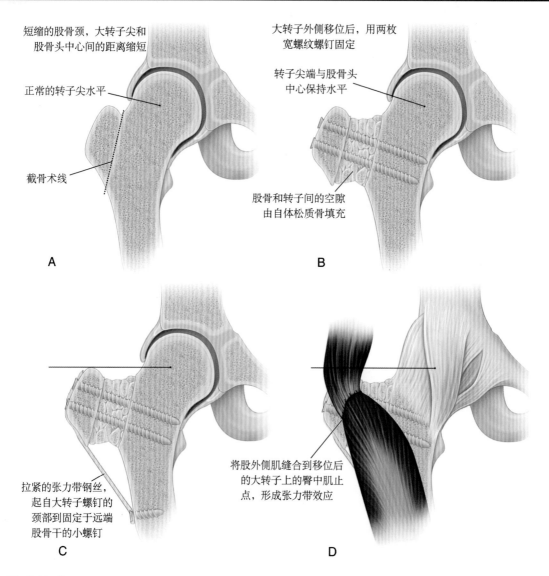

短缩的股骨颈，大转子尖和
股骨头中心间的距离缩短

正常的转子尖水平

截骨术线

大转子外侧移位后，用两枚
宽螺纹螺钉固定

转子尖端与股骨头
中心保持水平

股骨和转子间的空隙
由自体松质骨填充

A

B

拉紧的张力带钢丝，
起自大转子螺钉的
颈部到固定于远端
股骨干的小螺钉

将股外侧肌缝合到移位后
的大转子上的臀中肌止
点，形成张力带效应

C

D

手术技术

A. 大转子和股骨干近端的外科显露与大转子的远端和外侧转移术相似（见第 21 页手术 7，A～K）。

B. 大转子的尖端处于正常水平，因此无需向远端移位。它与股骨头中心保持水平，其位置由两个全螺纹骨松质螺钉保持。两枚螺钉偏向水平方向植入，垂直于股骨上段的截骨面。这些"固定"螺钉的螺纹能牢固把持住大转子和股骨转子间区域的骨质而没有加压作用。通过髂骨隆起上的一个单独切口取出骨松质，填充大转子和股骨之间的空隙。

C. 用一条粗缝合钢丝，经每个转子上的螺钉颈部缠绕到一个锚定在距截骨线远端 6cm 的股骨干上小单皮质螺钉，拧紧钢丝，构成张力带加强内固定。这种金属丝张力带可以抵消髋外展肌的拉力。

D. 将松解后的股外侧肌起始部缝合到臀中肌的止点处。皮下组织和皮肤按常规方式缝合。

术后护理

术后护理与大转子远端和外侧转移术后的护理相似（见第 21 页手术 7）。

手术9：股骨近端外侧闭合楔形截骨术伴大转子远端和外侧移位术

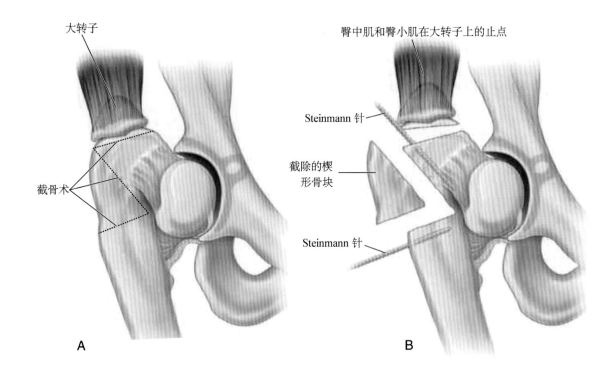

A

B

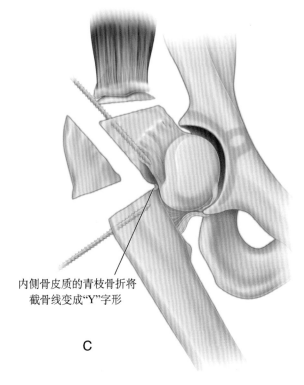

C

使用第21页手术7步骤A～K中所述的技术暴露大转子和股骨干近端。如果髋内收肌过紧，则通过单独的内侧切口进行松解。

手术技术

A和B. 首先，采用远端和侧方移位技术进行大转子截骨。接下来，插入两个螺纹Steinmann针，作为截骨术水平和角度的标记。楔形截骨的顶点距离内侧皮质1cm。楔形骨块底部的长度取决于矫正髋内翻所需的角度。用摆动锯进行楔形截骨。

C. 利用一个直的骨刀和固定在股骨上的Steinmann针，在内侧皮质产生一个青枝骨折，从而将截骨线转变为短茎Y。

D. 通过将两个 Steinmann 针合并在一起；同时根据术前确定角度，调整股骨颈部、股骨干近端和大转子的位置，来关闭截骨间隙。

E. 用一枚钉入股骨颈的带螺纹 Steinmann 针贯穿固定大转子。

F. 然后用预弯的转子钩钢板和螺钉固定三个骨块。

术后护理

手术后的护理与 Wagner 股骨转子间双重截骨术后的护理相似。

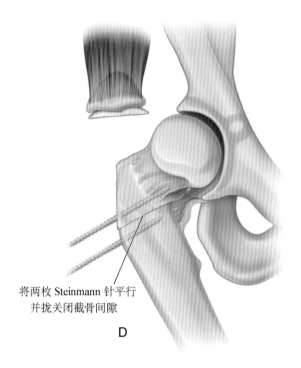

将两枚 Steinmann 针平行
并拢关闭截骨间隙

D

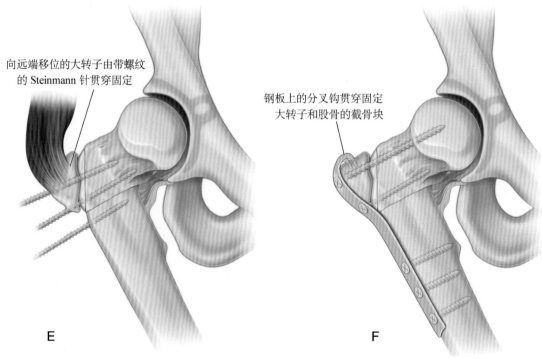

向远端移位的大转子由带螺纹
的 Steinmann 针贯穿固定

E

钢板上的分叉钩贯穿固定
大转子和股骨的截骨块

F

手术 10：Pemberton 截骨术（见视频 4）

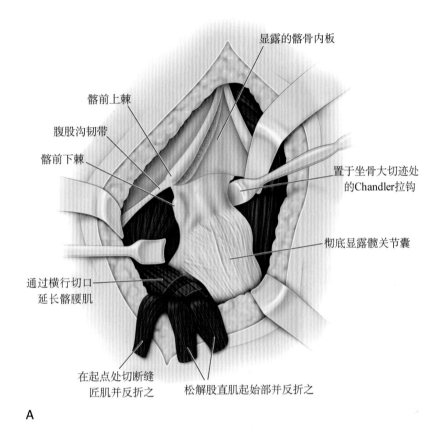

显露的髂骨内板

髂前上棘

腹股沟韧带

髂前下棘

置于坐骨大切迹处的Chandler拉钩

彻底显露髋关节囊

通过横行切口延长髂腰肌

在起点处切断缝匠肌并反折之

松解股直肌起始部并反折之

A

先将患者呈侧卧位，患侧半的腹部、骨盆和下肢皮肤消毒，铺巾并允许在手术期间可以自由摆放患髋。接下来将患者摆放在完全仰卧位。手术在透放射线手术台上进行。术中必须有图像增强器和放射线摄像监视。

手术技术

A. 通过髂股前外侧入路暴露髂骨的内外侧板和髋关节。用 Salter 技术劈开髂骨的软骨骨骺。将缝匠肌起始部从髂前上棘处切断，用 2-0 Mersilene 缝线标记，并反折向远端。在起点处切断股直肌的两个头并反折之。通过横切口延长髂腰肌腱，用 Pemberton 髂骨切开术延长骨盆。切断腰大肌肌腱（不是髂肌）以降低股骨头上方的压力。

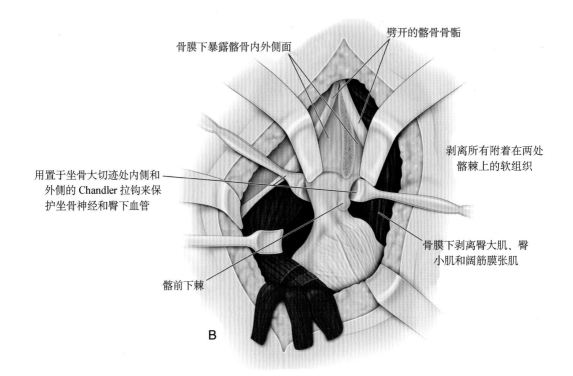

骨膜下暴露髂骨内外侧面

劈开的髂骨骨骺

剥离所有附着在两处
髂棘上的软组织

用置于坐骨大切迹处内侧和
外侧的 Chandler 拉钩来保
护坐骨神经和臀下血管

骨膜下剥离臀大肌、臀
小肌和阔筋膜张肌

髂前下棘

B

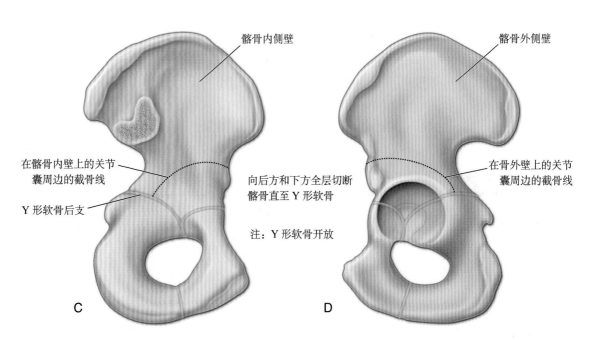

髂骨内侧壁

髂骨外侧壁

在髂骨内壁上的关节
囊周边的截骨线

向后方和下方全层切断
髂骨直至 Y 形软骨

在骨外壁上的关节
囊周边的截骨线

Y 形软骨后支

注：Y 形软骨开放

C

D

　　B. 在骨膜下分离显露后方髂骨。轻柔而小心地扩大坐骨大切迹与髋关节囊后方之间的间隙。用
骨膜剥离子分离直到触碰到在 Y 形软骨后支。将 Chandler 牵开器置于坐骨大切迹内侧和外侧，以保护
坐骨神经和臀部血管和神经。在骨盆内壁上，在髂前下棘水平从前向后分离骨膜和软骨骨骺，直至坐骨
切迹；这将有助于撑开截骨端的骨块。

　　C～E. 截骨术首先在髂骨外板上进行。采用弧形截骨技术，截骨线在外侧面环绕髋关节呈半环形，
位于髂骨前上棘和髂前下棘之间、髋关节上方 1 cm 处。最好在截骨前用不褪色的墨水标记截骨线。用
锋利的薄骨刀进行截骨。截骨止于 Y 形软骨的后支；如果显露不充分的话，这将会很难判断。图像增
强器透视有助于确定在 Y 形软骨上的截骨终点，该终点位于坐骨大切迹的前方和髋关节边缘的后方。

下一步截骨是在髂骨内壁上进行的,截骨线应低于外侧截骨的水平。内侧截骨线的水平越向远端,髋臼外侧覆盖范围就越大。如果需要的前方覆盖多于上方覆盖,那么髂骨的内侧和外侧截骨线应该是平行的。尽可能将髂骨截骨向后方和下方延伸至Y形软骨的重要性,怎么强调也不过分。重要的是不要损伤髋臼关节软骨和进入髋关节。

  F. 用锐利的弧形骨刀,将髂骨内外板的截骨线连接在一起。用多个骨膜剥离子撬动截骨块,将髂骨下段骨块移向外侧、前方和远端。

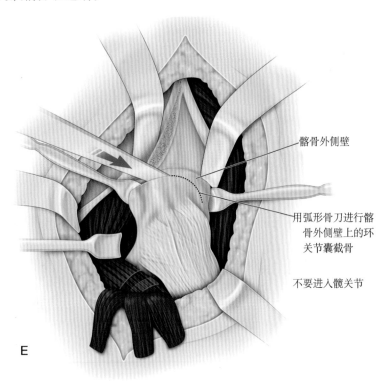

髂骨外侧壁

用弧形骨刀进行髂骨外侧壁上的环关节囊截骨

不要进入髋关节

E

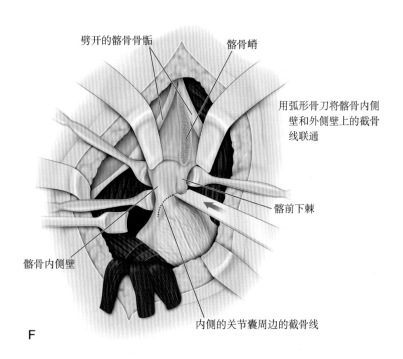

劈开的髂骨骨骺

髂骨嵴

用弧形骨刀将髂骨内侧壁和外侧壁上的截骨线联通

髂前下棘

髂骨内侧壁

内侧的关节囊周边的截骨线

F

G. 如有必要,可使用椎板撑开器分离髂骨骨块。此时,术者应该非常轻柔地操作;他应该先固定髂骨的上段骨块,再向远端推动下方骨块。注意不要因用力操作或过度撑开而导致髋臼段骨折。

H 和 I. 接下来,从髂骨翼前部切下三角形的楔形骨块。在幼童中,我们更靠后方切取楔形骨块,以避开髂前上棘;这使得近端髂骨更稳定。楔形的植骨块可以修成弧形以适合受区的形状。Pemberton 和 Coleman 建议将截骨线两侧相对的松骨质面修出凹槽,再将植骨块嵌入凹槽中,这将使截骨面的两端足够稳定以避免内固定。我们不建议制作凹槽,因为有在操作过程中导致骨板碎裂和髋臼变薄的风险。截骨块用两枚带螺纹的克氏针或松质螺钉内固定。内固定允许外科医师更早地拆除石膏,活动髋关节,并防止关节僵硬。将缝匠肌缝回其起点,缝合髂骨骨骺,切口按常规方式闭合。使用一个半髋人字形石膏固定。

术后护理

6 周后移除石膏,并使用前后位和斜侧位 X 线片评估截骨处的愈合情况。当关节运动和伸髋肌、股四头肌和小腿三头肌的肌力良好时,允许儿童走动。对年龄较大的患儿,扶拐三点负重行走同时患肢足趾触地以保护髋关节,直到 Trendelenburg 步态消失。

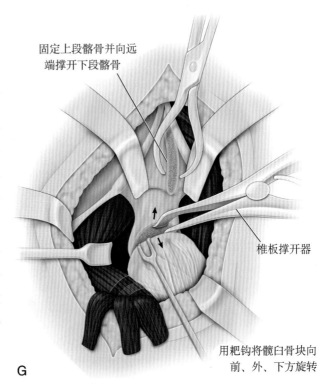

固定上段髂骨并向远端撑开下段髂骨

椎板撑开器

用耙钩将髋臼骨块向前、外、下方旋转

G

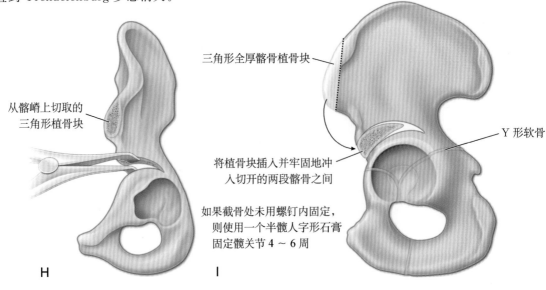

从髂嵴上切取的三角形植骨块

三角形全厚髂骨植骨块

Y 形软骨

将植骨块插入并牢固地冲入切开的两段髂骨之间

如果截骨处未用螺钉内固定,则使用一个半髋人字形石膏固定髋关节 4 ~ 6 周

H

I

手术 11：Salter 骨盆截骨术（见视频 5）

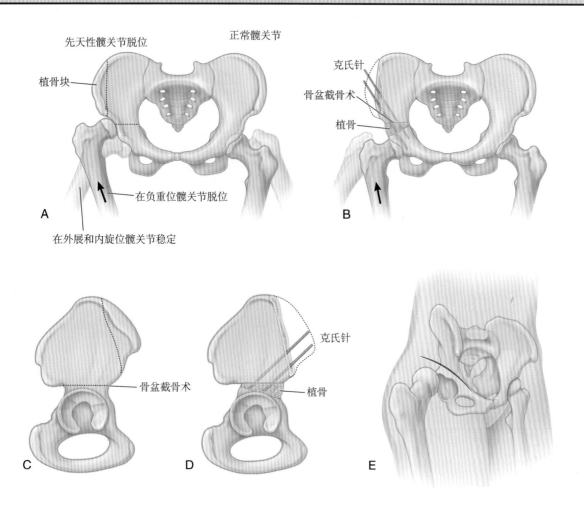

手术技术

A～D. Salter 骨盆截骨术是以髋臼作为一个整体，通过儿童活动的耻骨联合为轴，进行旋转来达到调整髋臼方向的目的。它是通过在髋臼上方的坐骨大切迹和髂前下棘水平处进行横向截骨来完成的。通过旋转整个髋臼连同髂骨的远端骨块使之向下和向外倾斜。自髂骨近端取三角形的植骨块并将其插入开放的楔形截骨处，来维持远端骨块的新位置。采用两枚带螺纹的克氏针进行内固定。通过髋臼的旋转和重新定向，股骨头在正常负重位置被髋臼充分覆盖。换言之，脱位或半脱位的髋关节复位后术前在屈曲和外展位稳定，术后在负重的伸直中立位稳定。

E. 患者处于侧卧位时，消毒皮肤，在身体中线上前后侧铺巾，露出腹部、下部胸部和患侧半骨盆；整个下肢的皮肤也消毒好并用无菌巾包裹，以便在手术期间可以自由摆放髋关节。将患者置于仰卧位，臀部下面垫一卷轴。

皮肤切口是比基尼斜切口。以前在髂嵴上使用的切口会导致难看的瘢痕，而通过比基尼切口则能充分显露术野，同时具有美容效果。触及和标记髂前下棘。切口从大转子到髂嵴距离的大约 2/3 处开始，并延伸到髂前下棘，超出髂前下棘 1cm 或 2cm。然后向近端牵拉切口显露髂嵴，向近端分离至髂嵴隆起处。在前面，钝性分离阔筋膜张肌缝匠肌间隙，从远端开始，分离至近端。股外侧皮神经出现在这个间隙的内侧和髂前下棘的远端，应加以保护。

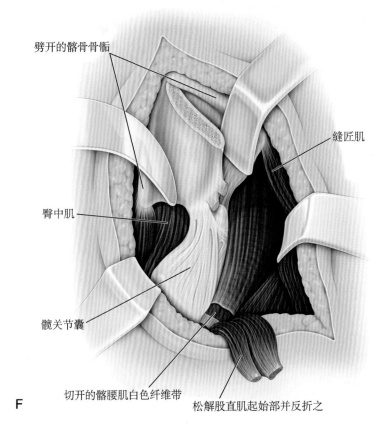

劈开的髂骨骨骺

臀中肌

髋关节囊

缝匠肌

切开的髂腰肌白色纤维带

松解股直肌起始部并反折之

F

F. 用手术刀,将从髂嵴后 1/3 和中 1/3 交界处至髂前上棘的髂骨骨骺软骨,从中央向下劈开至骨。采用钝性分离技术,分开阔筋膜张肌缝匠肌间隙,显露股直肌。外科医师用一个宽而长的骨膜剥离子,从骨膜下剥离髂骨骨骺的外侧部分和阔筋膜张肌、臀中肌和臀小肌,向后内侧剥离至坐骨大切迹。

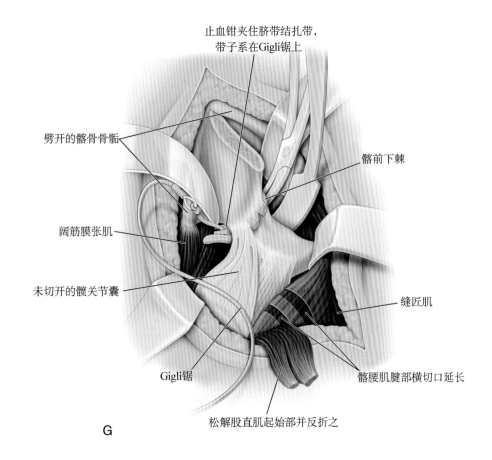

止血钳夹住脐带结扎带，带子系在Gigli锯上

劈开的髂骨骨骺

髂前下棘

阔筋膜张肌

未切开的髋关节囊

缝匠肌

Gigli锯

髂腰肌腱部横切口延长

松解股直肌起始部并反折之

G

G. 然后，将骨膜从髂骨的内侧壁和外侧壁向后一直剥离到坐骨切迹。保持在骨膜内操作是至关重要的，以防止损伤臀上血管和坐骨神经。一个常见的陷阱是术中坐骨切迹的显露不足，这使得很难将Gigli锯子送到坐骨切迹后方。用海绵填充髂骨侧壁的腔隙，以扩大间隙，控制血液渗出。然后将骨膜从髂骨内壁整张剥离，露出坐骨切迹的内侧。同样，重要的是保持在骨膜下操作，以避免损伤血管和神经。用海绵填充内侧腔隙。通常可以将缝匠肌连同髂骨软骨骺的内侧半部分拉向内侧。如果很难这样做，或者如果需要更多的远端显露，可以将缝匠肌的起始部从髂前上棘游离，鞭状缝合标记游离端，以备后期重新附着，将肌肉向远端和内侧反折。股直肌的两个头是起自髂前下棘的直头和髋臼上缘的反折头，在其起点处切断，以鞭状缝合标记，并向远端反折。

显接着，在髂腰肌的深表面，在骨盆边缘显露腰大肌肌腱。翻转髂腰肌，沿肌肉部分将两块肌肉的肌腱部分开。如果不能准确辨认，就用神经刺激器刺激股神经来找到腰大肌肌腱。在髂腰肌的腱部和肌部之间插入剥离子，在一个或两个平面上切断腰大肌肌腱。腱部的断端回缩，肌肉纤维分开，从而在不影响肌肉连续性的情况下松解髂腰肌的挛缩。

两个中等大小的 Hohmann 牵开器，一个从髂骨外侧置入，另一个从内侧置入，经骨膜下放置在坐骨切迹处。这一步至关重要：除了防止神经血管结构受到伤害之外，Hohmann 牵开器还保持截骨后的髂骨近段和远段在坐骨大切迹处的连续性。

将一把直角钳从髂骨内侧经骨膜下，用外科医师对侧手的示指引导，穿过坐骨切迹到外侧。用下面的方法很容易将 Gigli 锯穿过坐骨切迹，首先将 1 根脐带结扎带通过坐骨切迹。带子的末端系在 Gigli 锯上。用直角夹钳夹住带子并将其拉过切迹；然后再将锯子拉过切迹。

H. 截骨线从坐骨切迹延伸至髂前下棘，并垂直于髂骨两侧。必须从坐骨切迹下方足够低的位置开始截骨术，这一步骤中很容易犯截骨起点过高的错误。Gigli 锯的手柄间要保持足够大的距离和施以连续的张力，以防止锯在较软的骨松质中缠绕。将 Gigli 锯恰好在髂前下棘的正上方穿出髂骨，完成截骨。使用骨刀可能会导致臀上动脉和坐骨神经的医源性损伤。

I. 由一名助手持续把持住在坐骨切迹处的 Hohmann 牵开器，以防止截骨后远端的髂骨向后方或内侧移位及后方骨的连续性丢失。用一个大的直的往复锯从髂嵴前部切取一个三角形的全厚植骨块。楔形三角块底部的长度等于髂前上棘和髂前下棘之间的距离。用 Kocher 钳牢牢固定住要取出的植骨块；术者必须确保植骨块不会掉落在地板上或受到污染。

用一把大巾钳将髂骨的近端骨块固定住，用第二把结实的巾钳抓住远端骨块。另一名助手对大腿进行向远端和外侧的牵引，维持受累的髋关节在 90°屈曲、最大外展和 90°外旋的位置。将第二个巾钳放在远端骨块后方的合适位置上，外科医师将远端骨块向下、向外和向前旋转，从而使截骨处向前张开。截骨处的后方必须保持在闭合位置。如果截骨处的后方分开，将使髋关节向远端移位而不会在耻骨联合处产生适当的旋转和改变髋臼朝向；此外，它将不必要地延长下肢。另一个需要避免的技术错误是用机械撑开器（例如椎板切除撑开器、自动牵开器）撑开截骨部位，因为这样可以在不通过耻骨联合旋转远端骨块的情况下向上移动近端骨块和向下移动远端骨块。除非远端骨块发生旋转，否则不能纠正髋臼指向不正。应避免远端骨块向后和向内移位。

当髂骨内侧壁骨膜绷紧时，将髂骨软骨骨骺切开 2～3 处，这有助于髋臼的旋转。

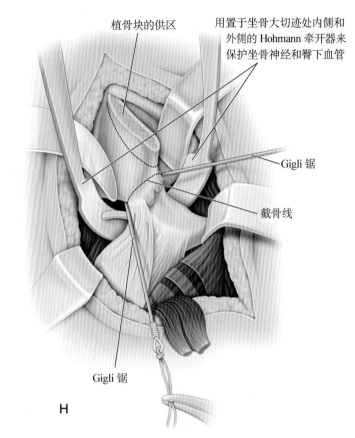

植骨块的供区　用置于坐骨大切迹处内侧和外侧的 Hohmann 牵开器来保护坐骨神经和臀下血管

Gigli 锯

截骨线

Gigli 锯

H

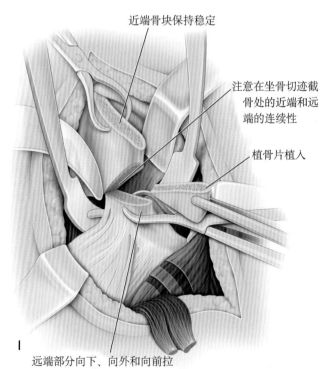

近端骨块保持稳定

注意在坐骨切迹截骨处的近端和远端的连续性

植骨片植入

I

远端部分向下、向外和向前拉

J. 接下来,用骨锯将移植骨修成合适的大小,以适合张开的截骨间隙。移植骨的大小通常与患者的大小相符,因为三角形移植体的底部等于髂前上棘和髂前下棘之间的距离。外科医师应避免使用大的移植物,并将其锤入,使其紧贴截骨处的骨质,因为这样会使截骨处的后方张开。在截骨端向前张开,远端骨块旋转的情况下,将骨移植物插入截骨处开放的间隙中。髂骨的远端骨块应保持在比近端骨块略偏前的位置。当牵引放松时,移植物被两段骨骼牢牢锁定。

用一种带螺纹的粗克氏针从截骨部位的近端骨块,通过移植物,钻入髋臼后部的远端骨块,从而防止移植物或远端骨块移位。第一枚克氏针应指向髋臼后方。X 线摄片用于检查髋臼朝向不良的矫正程度和克氏针的位置。随后平行于第一枚克氏针钻入第二枚克氏针,以进一步固定截骨端骨块。对于较大的儿童,我们使用第三枚克氏针或两个空心骨松质螺钉增加内固定的稳定性。克氏针未能准确置入远端骨块,将导致截骨端骨块的对线丢失。如果克氏针太粗,它们可能弯曲或断裂。它们可能导致移植骨或髂骨骨折;选择合适直径的克氏针或骨松质螺钉的重要性,怎么强调也不过分。将克氏针穿入髋关节可能导致髋关节软骨溶解,也可能导致克氏针在关节线水平断裂。术中拍摄髋关节前后位 X 线片,有助于检查克氏针的深度和已获得的矫正程度。

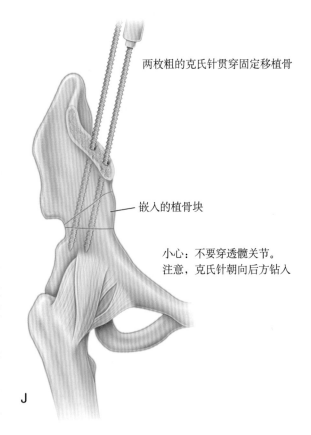

两枚粗的克氏针贯穿固定移植骨

嵌入的植骨块

小心:不要穿透髋关节。
注意,克氏针朝向后方钻入

J

将两半的髂骨骺软骨在髂嵴上缝合在一起。将股直肌和缝匠肌重新缝合到它们的起始部,切口以常规方式闭合。皮肤闭合应采用连续的皮下 00 尼龙缝合线。切断克氏针,使其末端位于皮下脂肪中,且易于触及。

一个半髋人字石膏将髋关节固定在一个稳定的负重位置。应避免在强迫或极端体位固定,因为它会导致关节软骨过度持续受压、骨坏死、永久性关节僵硬,最终导致退行性关节炎。在石膏中,通过屈膝来控制髋关节旋转的位置。当股骨过度前倾时,可将髋关节固定在轻微的内旋位。一个常见的陷阱是将髋关节固定在明显的内旋位,这一错误将导致股骨头向后半脱位或脱位。当股骨后倾时,应轻微外旋固定髋关节。

在儿童出院前,拍摄带石膏的髋部的 X 线片。术后 2～3 周,再进行一组 X 线摄片,以确保移植物没有塌陷,克氏针没有移位,远端节段没有内侧移位。在偏大的依从性好的患儿中,当骨松质螺钉用于内固定时,不需要髋关节人字石膏。

术后护理

在全身麻醉下,6 周后取下石膏,并通过一部分原切口取出克氏针。开始增加髋关节活动范围训练,患者可以在辅助下走动。年龄较大的儿童可以使用拐杖;5 岁以下的儿童可以使用助行器。如果膝关节的活动范围超过 90°,3 周后恢复负重。当切开复位同时行 Salter 截骨术时,建议继续使用外展石膏(Petrie 石膏)固定患髋约 4 周。这样可以使髋部恢复屈曲和伸展,并且外展位保持髋部复位。

手术 12：Ganz 髋臼周围截骨术

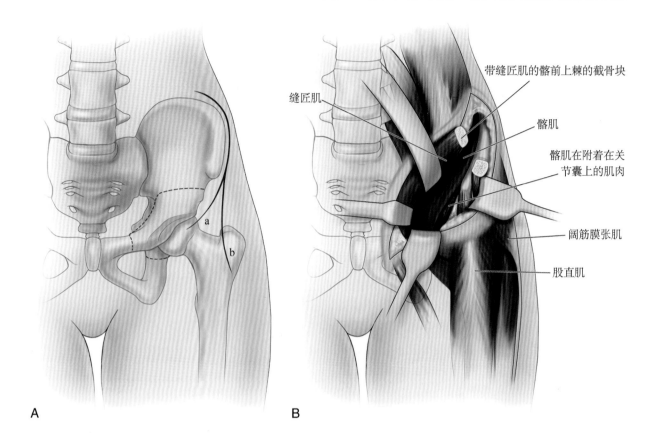

手术技术

A. 手术时可以选择两种类型的切口。两种切口均沿着髂嵴延伸，直到刚好超过髂前上棘（ASIS）。a，切口继续在内侧和远端进行，用于只进行髋臼周围截骨术，这种切口适用于患髋以前没有接受过手术，术前也没有计划探查髋关节的病例。b，切口在阔筋膜张肌的体表投影区域上弧向远端和外侧，用于更具挑战性的髋关节手术和（或）计划进行关节切开时。

B. 切开阔筋膜张肌的筋膜，将肌肉拉向外侧，筋膜拉向内侧。髂前上棘截骨后，将缝匠肌和阔筋膜张肌的筋膜拉向内侧。

C. 坐骨截骨术。在股直肌的直头和髂腰肌之间进行软组织解剖。显露关节囊。锐性剥离附着在关节囊上的肌肉。

D. 在关节囊和腰大肌之间放置一个弯曲的 Mayo 牵开器，撑开一个窗口，以便插入骨刀。

E. 在 X 线透视下利用前后位和假侧位像引导，从髋臼下方开始，直向后方，进行坐骨截骨。

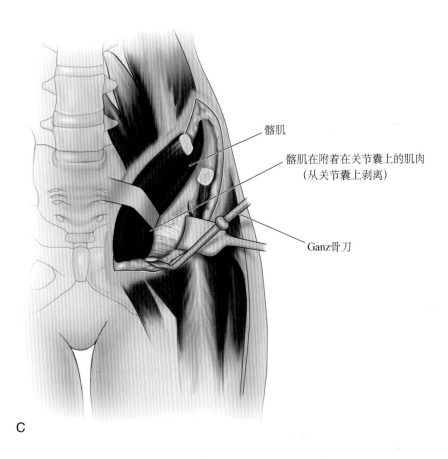

髂肌

髂肌在附着在关节囊上的肌肉
（从关节囊上剥离）

Ganz骨刀

C

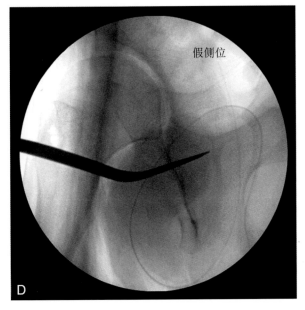

假侧位

D

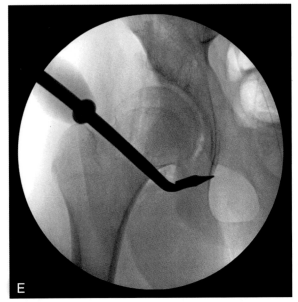

E

F. 耻骨上支截骨术。解剖软组织,首先将骨盆边缘的髂耻筋膜剥离并进入闭孔,在周围放置软组织牵开器显露闭孔。在耻骨上支的前部放置一个尖锐的 Homan 拉钩。在髂耻隆起的内侧开始直向地截骨,并与水平面成45°,以便为髂腰肌肌腱保留的骨性支撑。

G. 髂骨截骨术。在髂翼外侧开一个小的软组织窗口,放置一个钝头的 Homan 拉钩保护肌肉。截骨术从髂前上棘的尖端开始,向下直至底部,止于骨盆边缘外侧。应 X 线透视摄假侧位图像,以确保该点处能够进行适当的后柱截骨术。

H. 后柱截骨术。使用带有旋转控制手柄的弧形长骨刀进行这一步截骨。

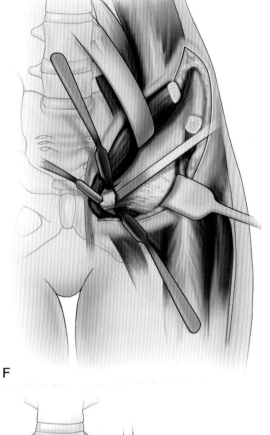

F

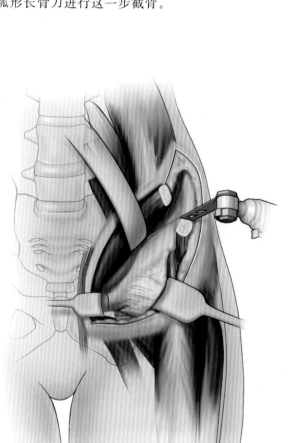

G

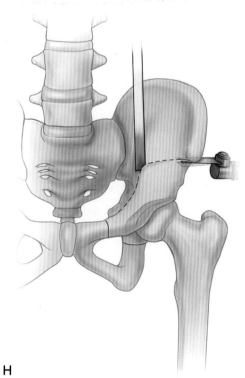

H

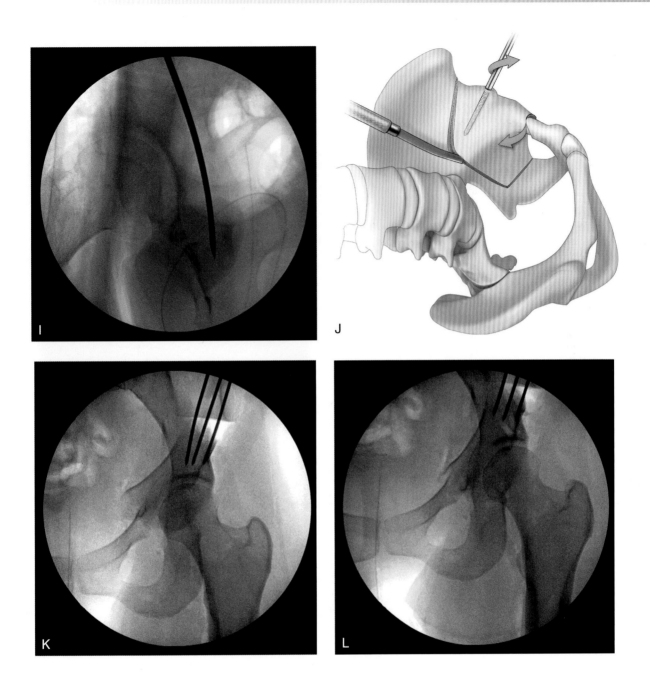

I. 假侧位片用于确保截骨线位于髋臼后方，但位于后柱后缘前方。

手法调整和定位髋臼骨块。

J. 在髋臼上方放置一个 Schanz 针。首先，通过分离耻骨上支来定位骨块，以便对髋关节中心进行内移，并确保充分恢复或维持倾斜。主要的操作手法是向前旋转，轻微向内倾斜。射线照片应显示 4 个关键点：①外侧覆盖；②前方覆盖；③髋关节中心内移；④髋臼的正常倾斜。

K. 这个透视图显示过度矫正，表现为过度内移和外侧覆盖导致臼顶硬化带向下扭转。

L. 在重新调整位置后，硬化带是水平的，具有良好的外侧覆盖，正常的倾斜，正常的内移和恢复 Shenton 线。

手术 13：经皮空心螺钉(钢针)固定股骨头骨骺滑脱

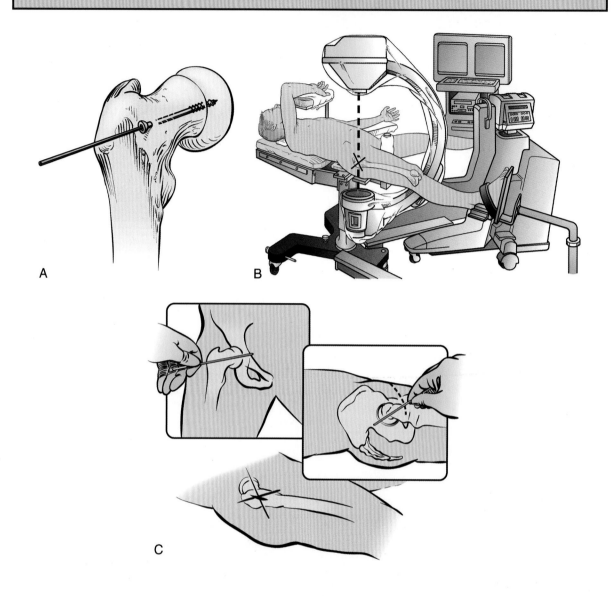

A. 单枚空心螺钉的理想位置是在骨骺的中心，垂直于骨骺。在这个位置，固定骨骺于颈部的稳定性最好，螺钉意外穿入关节的风险最小。由于典型的病例中，股骨骨骺相对于颈部后移，所以在大多数情况下，导针和螺钉必须位于股骨颈基底部的前方。具体位置随滑动的严重程度而变化。

B. 患者仰卧位于骨折手术台上，髌骨面向前方，患肢呈中立位轻微外展。在不稳定滑脱的病例下，通常会观察到骨骺在这个位置上有所复位。不应进一步尝试复位。对侧肢体可以放置在牵引架上和最大限度外展，或屈曲和外展位以避免干扰患髋的侧位像透视。此时应确认放射线透视功能正常，能拍摄股骨骨骺精确的前后位(AP)和侧位像。然后将 C 臂射线机覆盖在手术无菌区域之外。

C. 将一枚导针放在皮肤上，同时观察并调整导针在前后位和侧位像的位置，得到理想的进针轨迹后可以在患者皮肤上标记。这两条线的交叉点即将导针钻入患者肢体的准确进针点。在这一点的皮肤上做了一个穿刺切口。

D. 在透视引导下，按照患者皮肤上标记的轨迹，将导针推到股骨颈的底部，然后钻入颈部，穿过骺板，进入骨骺。如果导针的位置不理想，应将其重新置入，或暂时留在原位作为标记，指示将置入的第二枚导针的适当位置。操作时必须非常小心，不要将导针（以及随后的钻头、丝锥和螺钉）钻进髋关节内。对于不稳定骨骺滑脱，可平行于第一枚导针钻入第二枚，最好钻入骨骺的内下象限。这在不稳定的骨骺滑脱时提供了一定的旋转稳定性，如果需要，可用于置入第二个空心螺钉。

E. 钻入骨内的导针长度可以用套管深度计（a）测量，也可以插入第二枚导针，抵住股骨颈并平行于已钻入股骨内的那枚导针，测量两枚导针外露端的差值。然后使用套管器械对股骨颈和骨骺进行钻孔和攻丝。沿导针（b）用空心钻钻孔，沿导针置入螺钉。间断透视检查导针的位置，以确保导针不会被意外带入髋关节或通过钻孔或攻丝从股骨中带出。

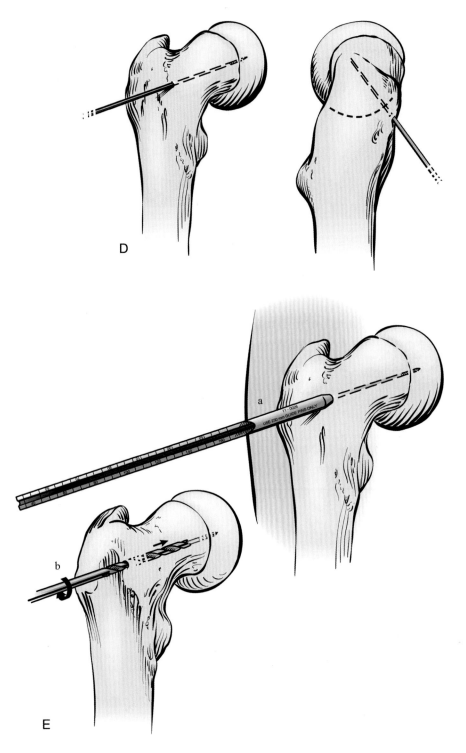

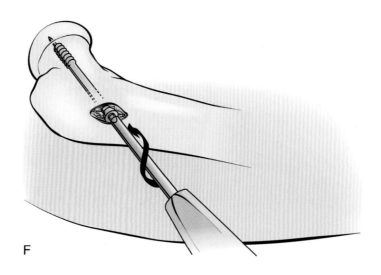

F

F. 将一枚适当长度的螺钉穿过骺板置入骨骺。我们更喜欢让所有螺纹穿过骺板,而不是试图在股骨皮质和螺钉的线之间造成加压效应。螺钉头突出股骨皮质外不能超过几毫米,否则会刺激软组织并引起症状。治疗不稳定滑脱时,可置入第二个螺钉。拔出导针。关闭皮肤前应仔细评估,以确保螺钉不会穿入关节。切口可以用1~2条可吸收的皮下和皮肤缝线缝合。

术后处理

只要患者觉得舒服,就应尽早地教会患者扶双拐行走。我们允许稳定滑脱的患者在舒适的情况下完全负重,而不稳定滑脱的患者在6周内部分负重。随后,患者会定期接受X线检查,直至骺板闭合,并监测对侧髋部直到骨骼成熟。

手术 14:Dunn 手术方案及原则(切开复位骨骺和股骨颈短缩术)

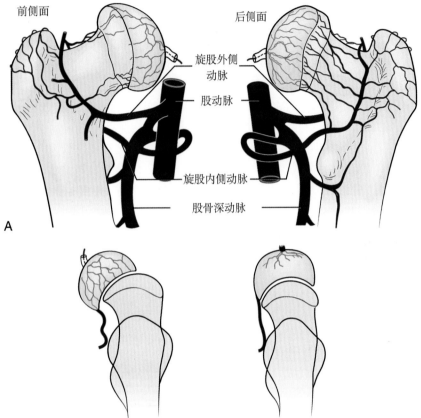

前侧面　　　　　后侧面

旋股外侧动脉

股动脉

旋股内侧动脉

股骨深动脉

A

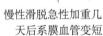

慢性滑脱急性加重几天后系膜血管变短

尝试闭合复位会拉伸血管只有头部的血液供应来自圆韧带的动脉

B

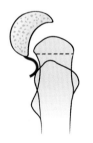

颈部梯形截骨术

颈部短缩后系膜血管松弛

C

A. 股骨头骨骺供血的示意图。主要的系统是旋股内侧动脉和髂外侧动脉系统,源自圆韧带和干骺端髓内穿支的血管变异较多和血供范围相对较小。

B. 股骨头骨骺向后滑脱时,供应骨骺的血管随后方骨膜一起从股骨颈剥离。血管在这个位置可能会缩短。当血管处于这种缩短状态时,任何复位骨骺(开放或闭合)的尝试都可能损坏血管。

C. 通过切除骨痂和后"喙"并小心保护血管不受直接损伤,操作者可以复位骨骺并将其固定在股骨颈上,而无需拉伸血管。

手术 15：关节内髋关节融合术治疗缺血性坏死

A. 患者平躺在透放射的手术台上,患侧的整个下肢消毒、铺单,并允许术中自由摆放,并有 C 臂透视。这种技术最好采用髋关节前入路,暴露髋关节前方囊,随后暴露髂骨内板,以方便将螺钉穿过髂骨置入股骨头和颈部。I,髂肌;Ps,腰大肌;RF,股直肌;S,缝匠肌;TFL,阔筋膜张肌;VL,股外侧肌;VM,股内侧肌

B. 通过这个入路,充分显露髋关节前方关节囊。将髂肌从骨盆内壁剥离。

C. 显露股骨头并从髋臼脱位。用咬骨钳和用于关节置换的杯形骨锉从股骨头中移除坏死的骨质。同样用刮匙和杯形骨锉准备髋臼,去除所有关节软骨和硬化骨。

D. 将去除关节软骨后的股骨头复位到髋臼内的最佳位置。然后将一个或两个空心螺钉从骨盆内壁穿过关节置入股骨头和颈部。可能需要 X 线透视,使螺钉的置入位置优化和置入股骨颈的深度可控。

E. 股骨转子间或股骨转子下截骨术是为了将腿部固定在轻微外展和外旋的位置。通常,腿应摆放在仰卧伸展位。近端股骨可通过单独的外侧切口显露,或通过延长的髋关节前方入路并从股骨前方反折股外侧肌。如果截骨处不稳定,可以将髓内针(如 Rush 针)插入髓腔,以部分控制股骨截骨骨块。

术后处理

患者被放置在一个半髋人字管形石膏中,直到融合和股骨截骨处愈合。或者,可以使用外固定将骨盆和股骨下段固定。

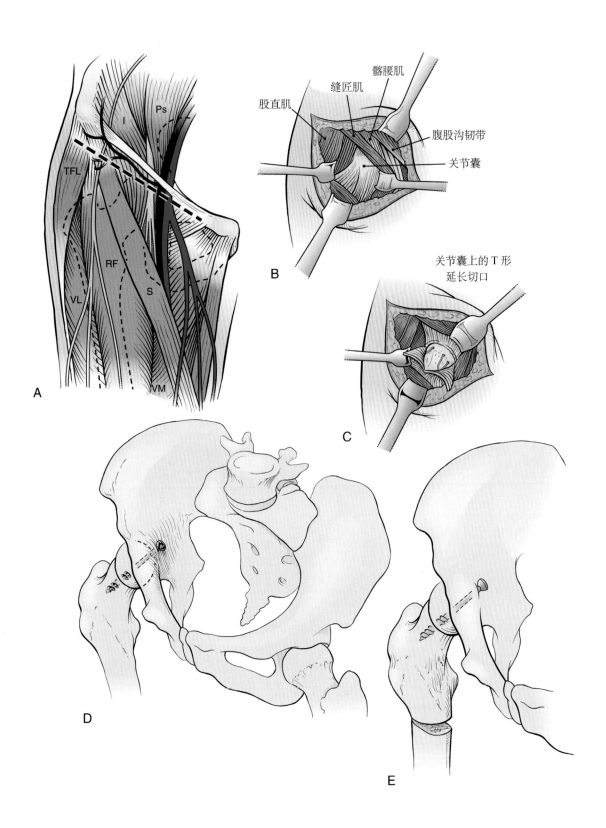

手术 16：Pauwels 股骨转子间 Y 形截骨术

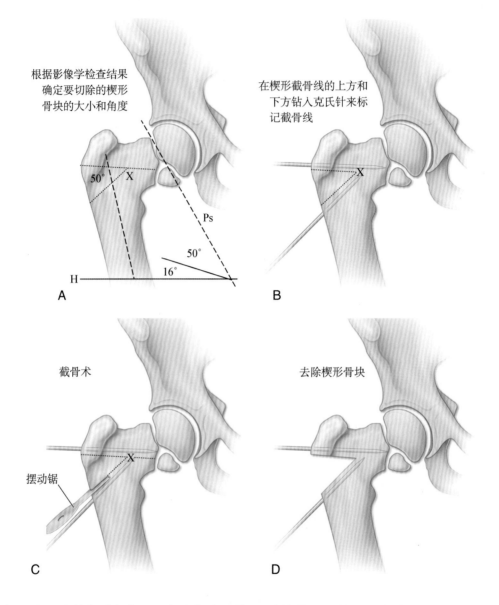

病人仰卧在透放射线手术台上。在影像增强器上，髋关节和股骨近端应清晰可见。整个髋部和下肢消毒并铺巾，并允许肢体在术中可自由摆放。外科医师可能更喜欢把大一点的孩子放在骨折手术台上。股骨近端和转子区通过直接外侧入路显露。

手术技术

A. 根据术前影像学检查结果确定要切除的楔形骨块的角度。

B. 在影像增强器的控制下，通过在预期切除骨块的楔形截骨线的上方和下方平行钻入克氏针来标记截骨线。上方克氏针应停止于股骨头骺板和股骨颈缺损的远端，下方克氏针的尖端应刚好位于上截骨线的下方，并终止于 X 点内侧（要切除的楔形骨块的尖端）。

C. 用摆动锯在股骨转子间进行截骨，并切除楔形骨块。

D. 用扁平的骨刀去除楔形骨块。

E. 将骨钩钩住大转子并将近段股骨拉向远端,使两枚克氏针相互平行,以闭合间隙。

F. Pauwels 建议用张力带钢丝穿过每个节段上的钻孔来固定截骨断端。

G. 内固定的首选替代方法是在大转子和远端节段上使用预弯钢板和螺钉固定,或使用接骨板或滑动加压钉板固定装置。

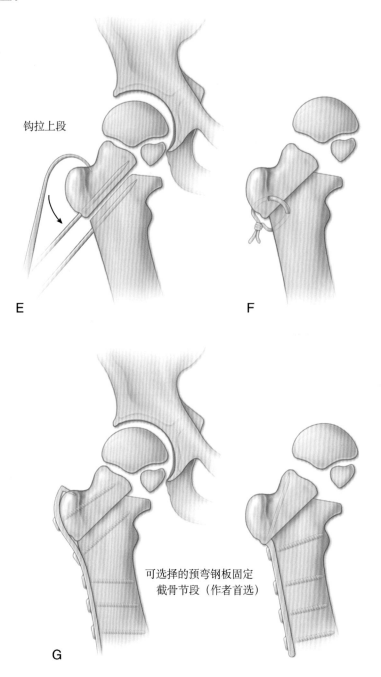

钩拉上段

E

F

可选择的预弯钢板固定
截骨节段（作者首选）

G

手术 17：半骨盆切除术(Banks 和 Coleman 手术)

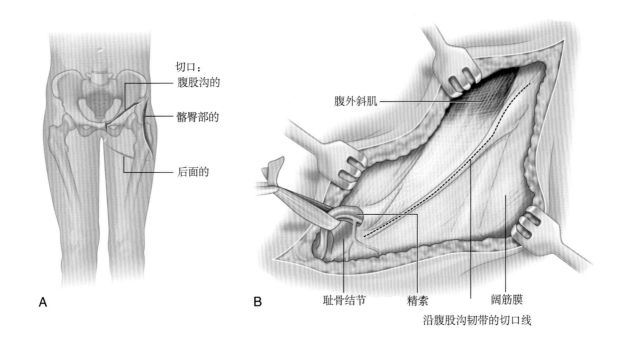

切口：
腹股沟的
髂臀部的
后面的

A

腹外斜肌

耻骨结节　精索　阔筋膜

沿腹股沟韧带的切口线

B

　　患者健侧卧位,用放在髂嵴上的沙袋和肾托来保持体位。下面的正常下肢摆放在屈髋屈膝位,并用宽胶带固定在手术台上。将上方的手臂摆在一个支架上。将会阴区及挪出手术区域的男性阴囊和阴茎,用无菌的、自粘的皮肤保护膜覆盖。手术区消毒并铺巾,保持大腿近端、腹股沟和臀部区域及腹部为无菌区。应该在不污染手术区域的情况下,可以将患者在仰卧位和侧卧位间转换。

　　A. 在皮肤上标记皮瓣的轮廓,它由髂腹股沟、髂臀部和后方的切口组成。患者仰卧位,首先做髂腹股沟切口。从耻骨结节开始,向上和向后平行于腹股沟韧带到髂前上棘,然后在髂嵴上向后。其后界限取决于所需的髂骨截骨面水平。

　　B. 沿皮肤切口方向分离皮下组织和筋膜。骨膜下剥离髂嵴近端的腹部肌肉止点和远端的阔筋膜张肌和臀中肌的起点。

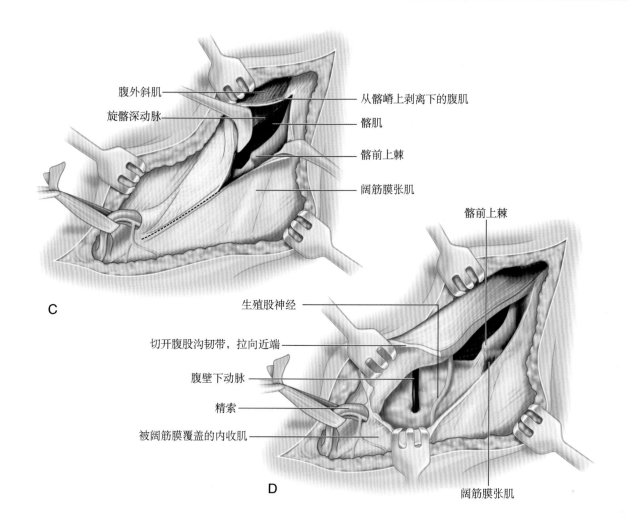

C. 将腹部肌肉从髂嵴和髂骨内侧壁剥离。结扎旋髂深血管的分支。

D. 将腹股沟韧带切开,并与精索和腹部肌肉一起向近端拉开。将切口下方的皮肤向下牵拉,在骨盆内钝性分离。显露、结扎和切断腹壁下动脉和髂腹股沟神经。

切开腹肌和腹股沟韧带，拉向近端

髂外血管

切开的血管鞘

淋巴结

股神经

腹壁下动脉

股静脉

E

拉开的膀胱

自耻骨止点处剥离的腹直肌

髂外动脉和静脉

牵开股神经（外半骨盆切除术中也需分离）

耻骨骨膜下显露

拉开的精索

耻骨上支

从耻骨上剥离的内收肌

耻骨截骨线（耻骨联合外侧 1/2 英寸，约 1.3cm）

F

　　E. 在疏松的结缔组织中，游离髂外血管，游离并切断股神经。分别钳夹、切断髂外动脉和静脉，并用 0 号丝线双重结扎。

　　F. 将腹直肌和内收肌在骨膜下从耻骨上剥离。将膀胱拉向上方。在耻骨联合处外侧 1.5cm 处截断耻骨。根据肿瘤向近端的侵袭程度，可能需要在耻骨联合处截骨。应避免膀胱或尿道损伤。用电凝和温热的开腹垫填充来控制耻骨后静脉丛的出血。

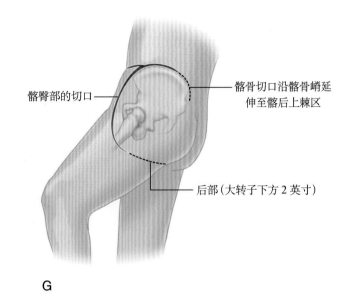

髂臀部的切口

髂骨切口沿髂骨嵴延伸至髂后上棘区

后部（大转子下方 2 英寸）

G

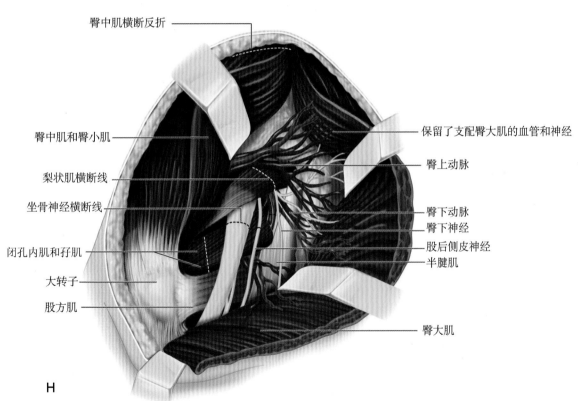

臀中肌横断反折

臀中肌和臀小肌

梨状肌横断线

坐骨神经横断线

闭孔内肌和孖肌

大转子

股方肌

保留了支配臀大肌的血管和神经

臀上动脉

臀下动脉
臀下神经
股后侧皮神经
半腱肌

臀大肌

H

　　G. 然后病人摆到侧卧位。重新调整和加铺无菌覆料，以确保手术区域的无菌性。首先，将前切口向后延伸至髂后上棘。从前方切口上端开始第二个或称为髂臀部切口。它延伸向大腿，弧向前方至大转子远端约 5cm 处。然后，它转向后方绕着大腿后部，与前方的切口会合。沿皮肤切口方向分离皮下组织和筋膜。

　　H. 钳夹、结扎坐骨神经，并在发出臀下神经处的远端锐性切断。在起点处切断梨状肌、孖肌和闭孔肌。

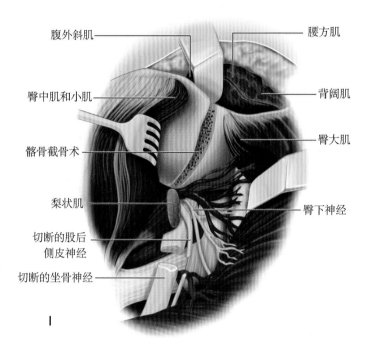

腹外斜肌

腰方肌

臀中肌和小肌

背阔肌

髂骨截骨术

臀大肌

梨状肌

臀下神经

切断的股后
侧皮神经

切断的坐骨神经

I

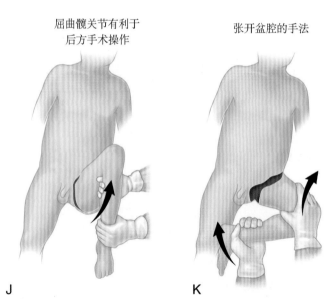

屈曲髋关节有利于
后方手术操作

张开盆腔的手法

J

K

I. 骨膜下剥离和松解背阔肌和骶骨肌、臀中肌后部和臀大肌前部纤维显露髂骨。骨膜下分离,显露髂骨内壁至骶髂关节前方。将牵开器放置在坐骨切迹的两侧,使用 Gigli 锯,在后臀线前约 5cm 处进行髂骨截骨。髂骨截骨的位置取决于肿瘤的位置;如果肿瘤靠近臀线,截骨位置会移向后方。

J. 重新将患者摆回仰卧位,在适当外展位最大限度地屈曲髋关节。完成后方切口。

K. 将髋关节摆在最大外展和外旋位,张开骨盆区域,充分显露剩余的需要切断的盆腔内结构。

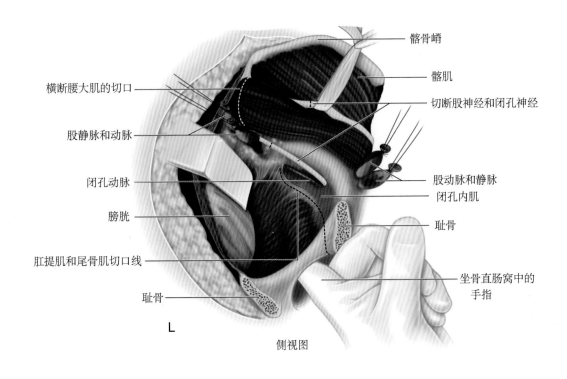

侧视图

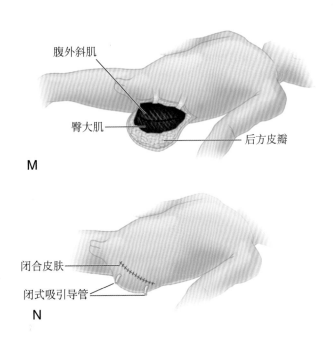

L. 从上到下分别切断股神经、髂腰肌、闭孔血管、闭孔神经、肛提肌、尾骨肌。血管在切断前要进行双重结扎，以防止难以控制的出血。

M. 臀大肌缝合在已切开的腹外斜肌止点和侧腹壁。插入两枚带侧孔的硅胶引流管，并将其连接到负压吸引系统。

N. 筋膜、皮下组织和皮肤以常规的方式分层闭合。加压包扎。

手术 18：髋关节离断术

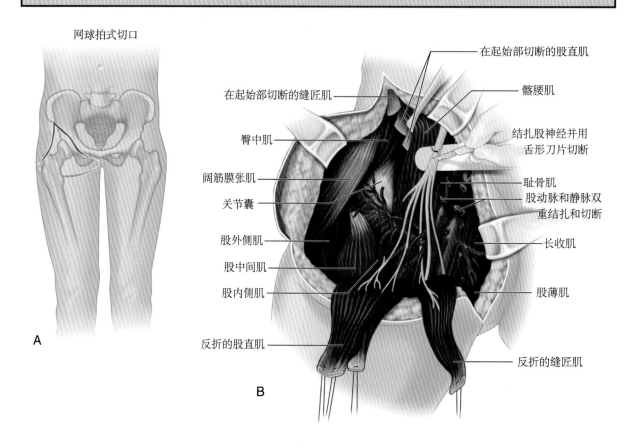

网球拍式切口

在起始部切断的股直肌
在起始部切断的缝匠肌
髂腰肌
臀中肌
结扎股神经并用舌形刀片切断
阔筋膜张肌
耻骨肌
关节囊
股动脉和静脉双重结扎和切断
股外侧肌
长收肌
股中间肌
股内侧肌
股薄肌
反折的股直肌
反折的缝匠肌

A

B

A. 做一个前方的球拍状切口，从髂前上棘开始，向内侧和远端延伸，与腹股沟韧带平行，至大腿内侧中部，距内收肌起点约 5cm 远。然后在距坐骨结节约 5cm 远的平面上继续绕过大腿后部。接下来，切口向大腿外侧延长到距离大转子底部约 8cm 处，并继续弧向近端和内侧，与髂前上棘的第一个切口相连。

B. 沿皮肤切口方向分离皮下组织和筋膜。显露大隐静脉并在其汇入股静脉处结扎、切断。如果需要淋巴结切除，可以在这个步骤进行。从髂前上棘起始处切断缝匠肌，并向远端反折。在股直肌两个头的起始处，一个来自髂前下棘，另一个来自髋臼上缘，切断并向远端反折。游离股神经，用 0 号丝线结扎，并用锋利的手术刀或剃刀片，刚好在结扎处的远端切断。游离股动脉和静脉，近、远端分别用 0 号丝线双结扎，并在结扎线之间切断。

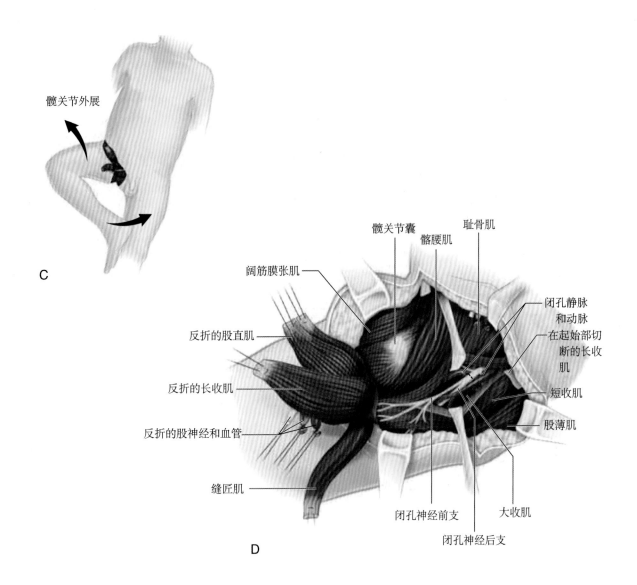

C

髋关节外展

阔筋膜张肌

反折的股直肌

反折的长收肌

反折的股神经和血管

缝匠肌

髋关节囊

髂腰肌

耻骨肌

闭孔静脉和动脉

在起始部切断的长收肌

短收肌

股薄肌

闭孔神经前支

闭孔神经后支

大收肌

D

C. 髋关节外展显露其内侧面，将长收肌在其耻骨起点处切断，并向远端反折。在长收肌的深部寻找闭孔神经的前支，并向近端追溯。

D. 将短收肌牵向后方。分离闭孔神经后支并向近端追溯，锐性切断闭孔神经主干。接下来，游离和结扎闭孔血管。应注意不要随意地切断闭孔动脉，因为断端会收缩到骨盆内，导致难以控制的出血。

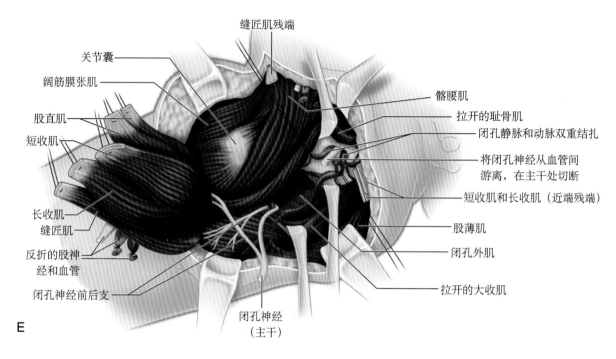

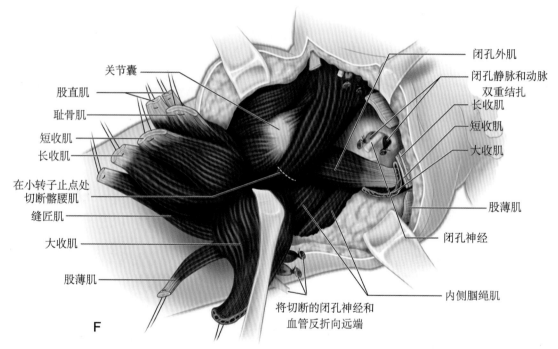

E. 在其起始部附近切断耻骨肌、短收肌、股薄肌和大收肌。最好使用电凝刀。

F. 屈曲、外旋、外展髋关节,显露小转子。显露、分离髂腰肌腱并在其止点处切断,将肌肉向近端反折。

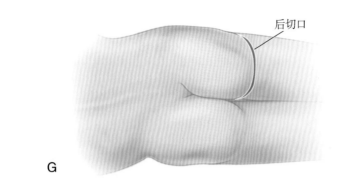

G

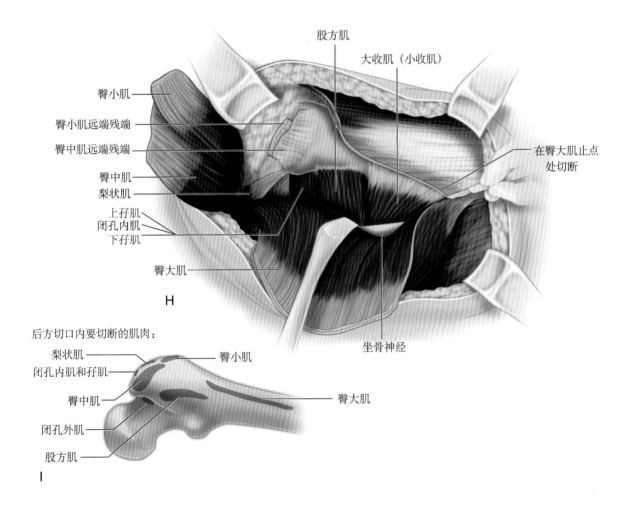

后切口

股方肌

大收肌（小收肌）

臀小肌

臀小肌远端残端

臀中肌远端残端

臀中肌

梨状肌

上孖肌

闭孔内肌

下孖肌

臀大肌

在臀大肌止点处切断

坐骨神经

H

后方切口内要切断的肌肉：

梨状肌

臀小肌

闭孔内肌和孖肌

臀中肌

臀大肌

闭孔外肌

股方肌

I

G. 为了便于手术显露，在骨盆下放置一个无菌沙袋，将患者转向健侧卧位。内旋髋关节。

H. 在大转子止点处切断臀中肌和臀小肌，与阔筋膜张肌一起，反折向近端。在止点处切断臀大肌并将其拉向近端。用 0 号丝线标记臀大肌、臀中肌、臀小肌和阔筋膜张肌的游离端，以便止点重建。

I. 图中显示了后方切口内要在止点处切断的肌肉。将髋关节的外旋短肌群，即股方肌、闭孔外肌、孖肌和闭孔内肌，在它们的股骨止点处切断。

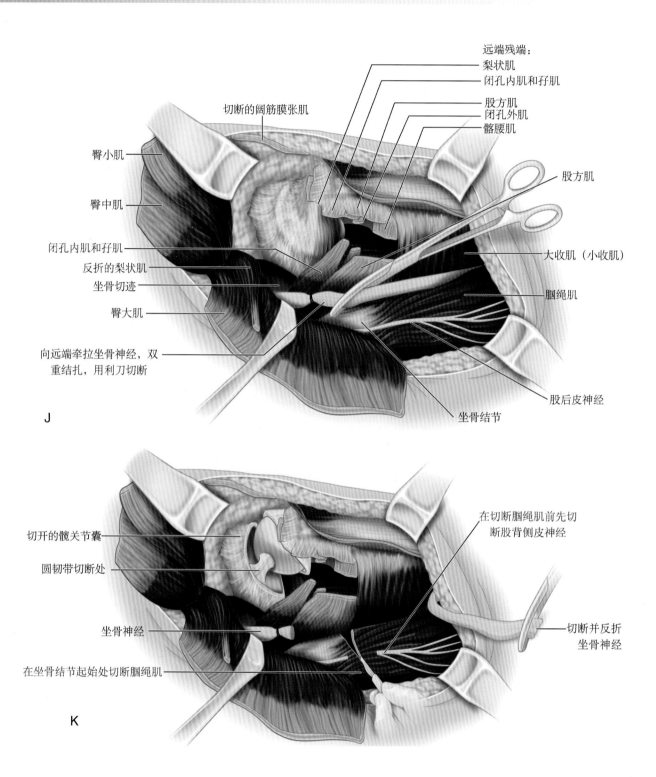

J

K

J. 寻找坐骨神经，解剖游离，拉向远端，用 Kocher 止血器在坐骨结节近端 5cm 处钳夹，并用 0 号丝线结扎以防止伴随血管出血。下一步，就在结扎带的远端，锐性切断。

K. 从坐骨结节起始处切断腘绳肌。在髋臼附近切开髋关节的关节囊，切断圆韧带，完成髋关节离断。

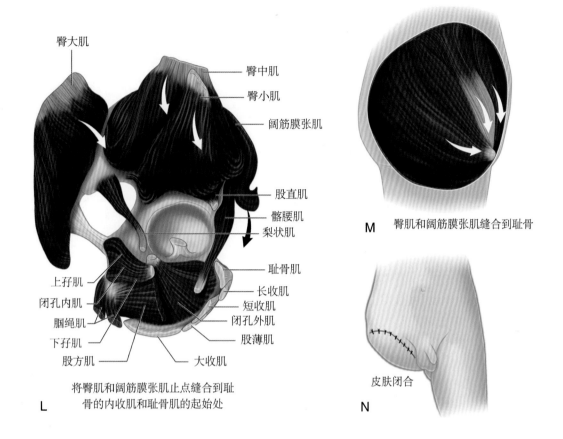

臀大肌

臀中肌

臀小肌

阔筋膜张肌

股直肌

髂腰肌

梨状肌

耻骨肌

长收肌

短收肌

闭孔外肌

股薄肌

大收肌

上孖肌

闭孔内肌

腘绳肌

下孖肌

股方肌

将臀肌和阔筋膜张肌止点缝合到耻
骨的内收肌和耻骨肌的起始处

L

臀肌和阔筋膜张肌缝合到耻骨

M

皮肤闭合

N

L 和 M. 向前方推移臀肌肌瓣,将其远端的游离端缝合到耻骨的内收肌和耻骨肌的起始处。

N. 切口按常规方式闭合。在切口的下半部分内放置一个封闭负压吸引管,并在1~2天内拔除。

第二章

神经肌肉疾病

一些原则和指南对于神经肌肉疾病的手术设计有指导意义。痉挛性偏瘫患儿走路时患侧下肢呈膝关节屈曲、踝关节跖屈状。外科医师通过延长内侧腘绳肌和跟腱能显著地改善患儿步态。另一方面,如果对采用屈膝状足尖行走的双侧偏瘫患儿进行跟腱延长,屈膝步态可能会进一步加重。在治疗此类患儿时,外科医师应首先处理过于活跃的屈髋肌及腘绳肌,而且只能仔细延长跖屈肌的腓肠肌部分。延长屈髋肌时同样应该谨慎,因为这些肌肉通常是构成步态的主要动力。

多年来,当使用腘绳肌腱延长来改善步态摆动周期内的屈膝活动时,同时进行股直肌转位术。如今,因担心术后股四头肌肌力减退而几乎没有人做这种转位手术。对于那些因为股四头肌挛缩所致的、有症状的、在步态中屈膝缺失的患儿来说,这种转位术是有用的。

槽式关节成形术很少用于神经肌肉病所致的髋关节脱位,而更完善的方法包括内收肌松解术,股骨内翻截骨术和髋臼增大术更适用于维持复位的稳定。

在上肢,使用肌腱转位治疗大脑性瘫痪是为了改善四肢的外观和功能。患儿感觉的缺陷,特别是缺乏立体感,往往会限制功能改善的程度。

手术 19:经皮跟腱延长术

手术 20:胫骨前肌肌腱劈开移位术

手术 21:距下关节关节外关节融合术(Grice 手术)

手术 22:外侧柱延长术

手术 23:腘绳肌延长术

手术 24:股直肌移位术

手术 25:内收肌挛缩松解术

手术 26:槽式髋臼扩大术

手术 27:Dega 截骨术

手术 28:经骨间膜胫骨后肌肌腱前方移位术

手术 29:跟腱腓骨远端肌腱固定术治疗骨骼发育未成熟患者的轻度踝外翻

手术 30:髂腰肌移位术治疗髋外展肌麻痹

手术 31:腓骨长肌肌腱前移至第二跖骨基部

手术 32:后方肌腱转移至跟骨矫正跟骨畸形(Green 和 Grice 手术)

手术 33:三关节融合术

手术 34:距下关节关节外关节融合术(Grice 手术)

手术 35:尺侧腕伸肌-桡侧腕短伸肌移位术

手术 36:前臂手术技术中指屈肌和腕屈肌肌腱部分延长术

手术 37:肩胛骨肋骨融合术治疗翼状肩胛(Ketenjian 手术)

手术 19:经皮跟腱延长术

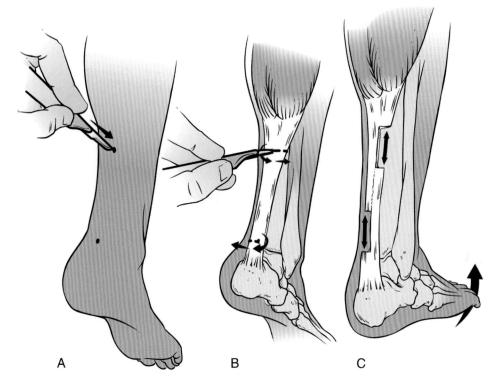

A B C

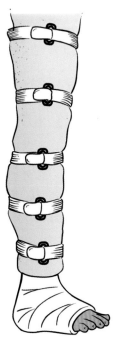

D

A. 双平面进行跟腱延长。近端平面应在腱腹交界处远端。远端平面应近跟骨处止点。两个切口之间的距离视挛缩的严重程度而变化。手术刀通过一个垂直的穿刺切口进行肌腱切开。

B. 旋转手术刀,在近端转向外侧和远端转向内侧,横向切断超过一半的跟腱纤维。

C. 柔和加力使踝关节背屈,直到达到所需的背屈角度。随着肌腱的拉长,可以听到"噼啪"的声音。如肌腱在力的作用下突然变长,就会听到更大的"砰"声。此时外科医师应该挤压小腿,注意踝关节的跖屈角度,以确保肌腱的连续性完整。

D. 短腿石膏和膝关节固定装置固定。

手术 20：胫骨前肌肌腱劈开移位术

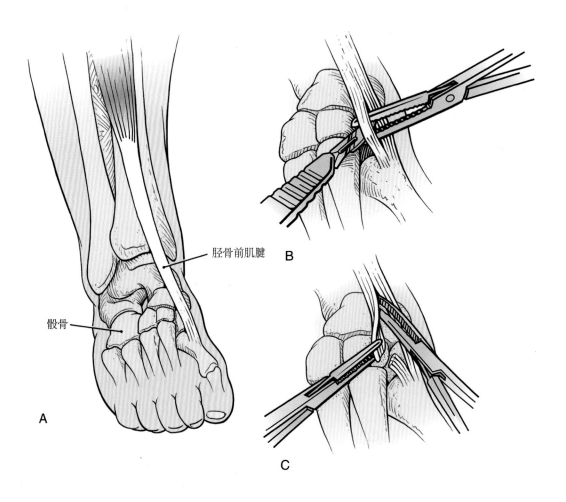

胫骨前肌腱

骰骨

A

B

C

A. 自第一跖骨基底胫骨前肌腱止点处做皮肤切口。

B. 纵行劈开胫骨前肌腱。

C. 游离肌腱外侧部分。

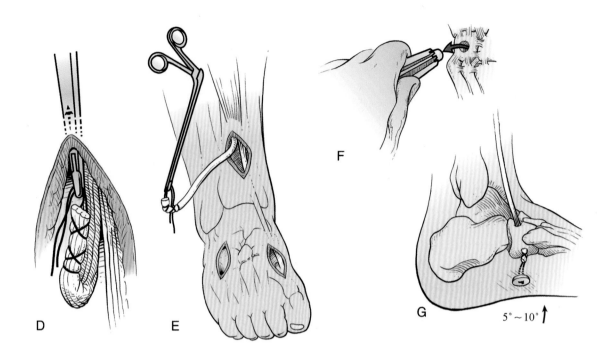

D. 编织缝合游离的肌腱并将近端分离。

E. 在伸肌支持带的近端胫骨前肌腱的表面做第二切口。通过过线装置使游离的肌腱的编织部分被转至近端切口。在骰骨背面做第三切口。

F. 用环钻在骰骨内做骨道。

G. 保持足中立位,将肌腱入通过 Keith 针导入骰骨骨道至足底小切口,缝线穿过纽扣后,保持张力打结固定。

手术 21：距下关节关节外关节融合术（Grice 手术）

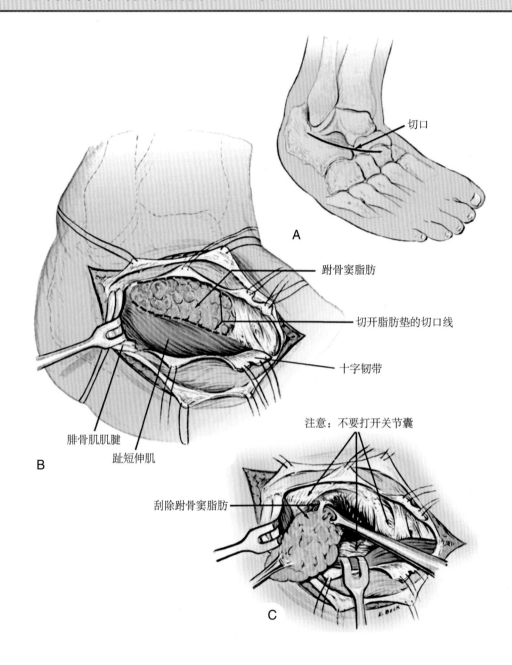

切口

跗骨窦脂肪

切开脂肪垫的切口线

十字韧带

注意：不要打开关节囊

刮除跗骨窦脂肪

腓骨肌肌腱

趾短伸肌

A

B

C

A. 以跗骨窦为中心，在距下关节处做一个 6cm 长略弧形的切口。

B. 向深层切开至跗骨窦。确认前后距下关节囊并保持完整。手术是在关节外进行的。如不慎将关节囊打开，则需将其间断缝合关闭。

切开跗骨窦顶部的外缘处的距骨骨膜，并向近端反折。成团剥离跗骨窦中的纤维脂肪组织和跟骨上的趾短伸肌的腱性起点并远端反折。

C. 使用刀片和刮匙从跗骨窦处彻底清除剩下的脂肪和韧带组织。

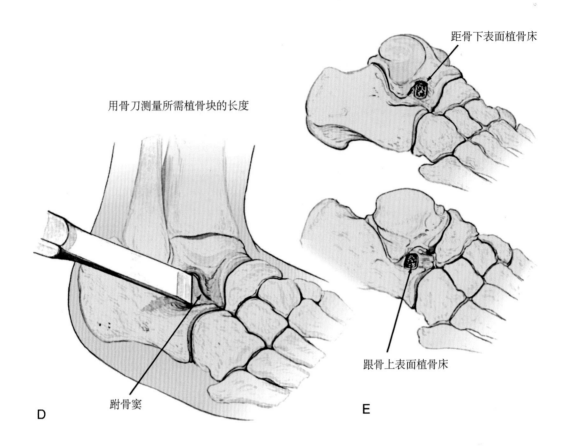

距骨下表面植骨床

用骨刀测量所需植骨块的长度

跗骨窦

D

跟骨上表面植骨床

E

D. 将足保持于马蹄位并翻转,同时将跟骨旋转到距骨下方的正常位置,矫正外翻畸形。用各种宽度(2～3cm 或更大)的直的宽骨刀插入跗骨窦处,撬拨距下关节,并确定植骨块的长度和最佳位置及其能够提供的稳定性。当踝关节背屈至中立位时,移植骨长轴应与腿的长轴平行。

E. 宽骨刀标记移植骨床的最佳位置。在标记的植骨床上,用牙科骨刀从距骨下表面(跗骨窦顶部)和跟骨的上表面(跗骨窦底部)移除一薄层骨皮质(3～5mm)。尽量保留植骨床最外侧的皮质边缘,以支撑植骨块,防止其沉入质软的骨松质中。

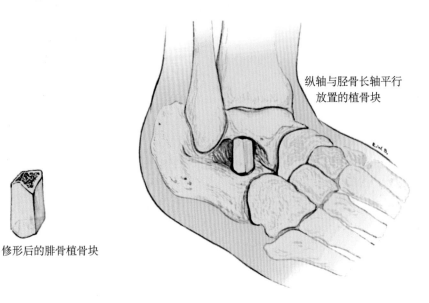

纵轴与胫骨长轴平行
放置的植骨块

修形后的腓骨植骨块

F

F. 可以从腓骨和髂骨取下合适尺寸的移植骨块。用咬骨钳去除移植物基部的多余棱角,使移植物呈梯形,并可埋头于骨松质中,以防止术后发生横向移位。

将足保持于内翻位,把移植骨放置在备好的跗骨窦内的骨床上。用打压装置将移植骨的皮质部分固定到位。踝关节处于中立位时,骨块的纵轴应与胫骨轴平行。

将足固定在满意的位置,将跗骨窦远端纤维脂肪组织、跟骨骨膜和趾短伸肌的腱性起点缝合到距骨骨膜反折处。皮下组织和皮肤用间断缝线缝合,并进行膝下石膏固定。

术后护理

手术后8~10周,拆除石膏,影像学显示移植骨愈合良好,在拐杖保护下允许逐渐负重。进行主动和被动活动以增强肌肉力量,增加踝关节和膝关节的活动范围。

手术 22:外侧柱延长术

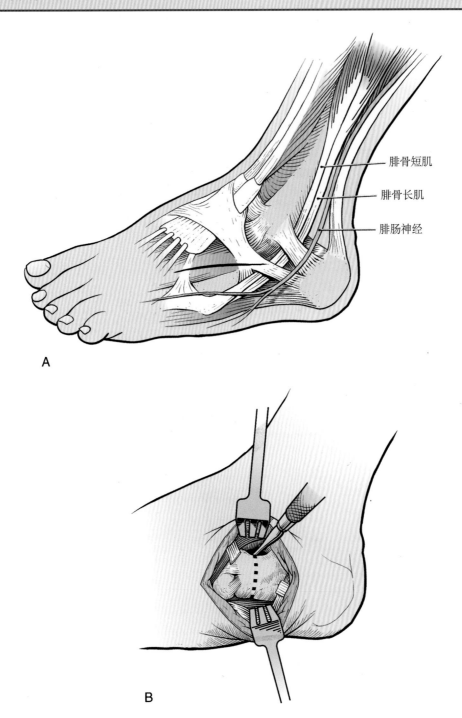

腓骨短肌

腓骨长肌

腓肠神经

A

B

A. 跟骨外侧纵行切口显露跟骨。

B. 将腓骨肌腱拉向足底,同时显露跟骨颈部。辨认并保护跟骰关节。

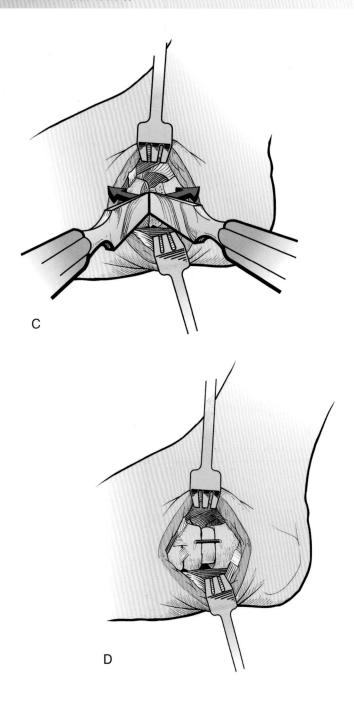

C

D

　　C. 在跟骨颈部进行垂直截骨术，并用骨刀铰链式向外侧张开。椎板撑开器会造成骨块碎裂，故不应使用。

　　D. 在截骨处置入取自髂嵴的三皮质楔型骨块。可以用克氏针或螺钉固定。

手术 23：腘绳肌延长术

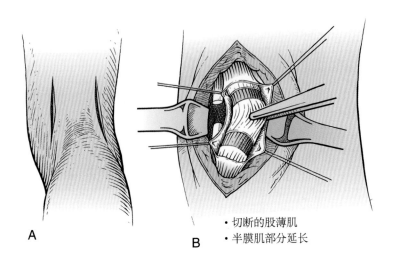

A

・切断的股薄肌
・半膜肌部分延长

B

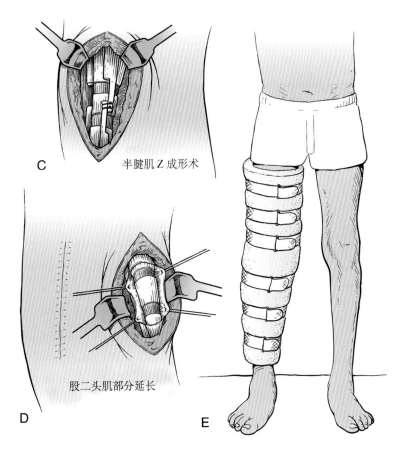

C　半腱肌 Z 成形术

股二头肌部分延长

D　　　　E

A. 通过两个纵行切口显露腘绳肌。内侧切口位于股薄肌腱表面，外侧切口位于股二头肌外侧，以保护腓总神经。

B. 首先，辨认内侧三条腘绳肌腱。其次，切断或延长股薄肌腱。切断半膜肌腱膜，保持其下方肌纤维连续，在腱膜上做两个切口，间隔 1.5～2.0cm。通过轻柔地伸膝和屈髋，外科医师可以进行滑动和延长半膜肌。

C. 半腱肌腱用 Z 成形术延长并修复。

D. 辨认股二头肌，保护腓总神经，因其正位于肌腱的内侧和深处。与半膜肌延长手术一样，通过切开股二头肌的腱性部分进行肌内延长，同时保持肌肉纤维的连续性。再次屈髋伸膝以实现肌肉滑动拉长。

E. 患者应用膝关节制动装置或长腿石膏固定于伸膝位。如果同时进行其他的肌腱和骨手术，固定方式可能会有所不同。应鼓励早期锻炼和负重。

手术 24：股直肌移位术（见视频 6）

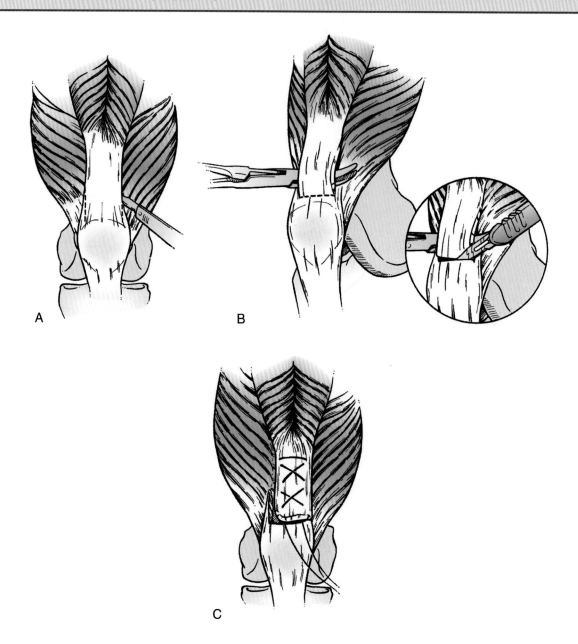

A. 手术可选择距髌骨上极两指宽的近端水平切口或垂直切口。游离股四头肌肌腱联合处，明确股直肌部分。分离股直肌，将其腱性部分与股内侧肌和股外侧肌分离。

B. 仔细分离股直肌下表面，将其与股中间肌分离。这一步在近端很容易操作，然后沿着同一平面延伸到其在髌骨的止点。于是可顺利地将股直肌从髌骨上锐性松解。

C. 使用坚固的缝线编织缝合股直肌腱以便进行肌腱转移。

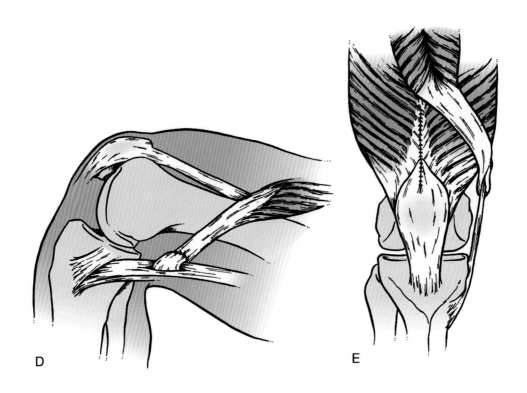

D. 在膝关节内后方做一纵形切口,分离股薄肌腱。抓住股直肌肌腱尾端的缝合线,在皮外移动并尝试将股直肌转移至后方的切口。然后沿相同的路径经皮下隧道将肌腱转移至后方切口。将股直肌肌腱的远端穿过受区肌腱上的合适位置后并折回与自身缝合。股薄肌是一个流行受区肌肉,但也有利用缝匠肌和股二头肌作为受区肌肉的报道。

E. 缝合股内侧肌和股外侧肌以重建股四头肌肌腱。患肢可以用长腿石膏或膝关节固定器固定。

手术 25：内收肌挛缩松解术

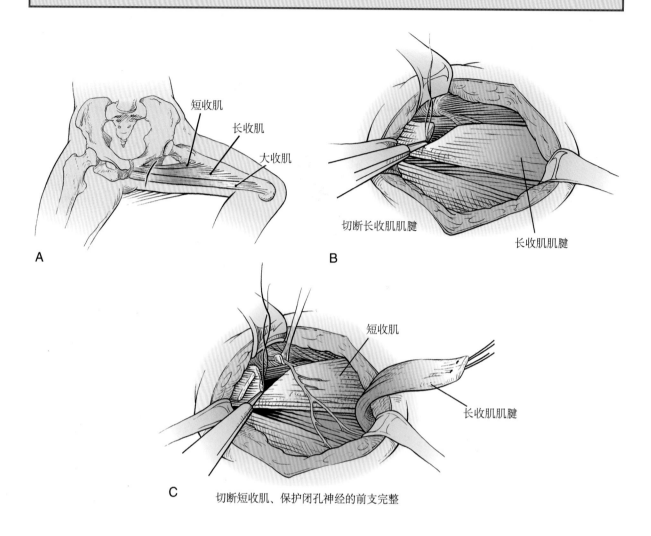

A. 以长收肌肌腱为中心，在腹股沟折痕处做一横向切口，该肌腱可轻易触及。

B. 辨认长收肌肌腱并将其与深部短收肌分离，并用电刀将其切断。

C. 用电刀切断短收肌。注意辨认闭孔神经的前支，应予以保留。闭孔神经的后支，位于短收肌的深面，同样应该保留。

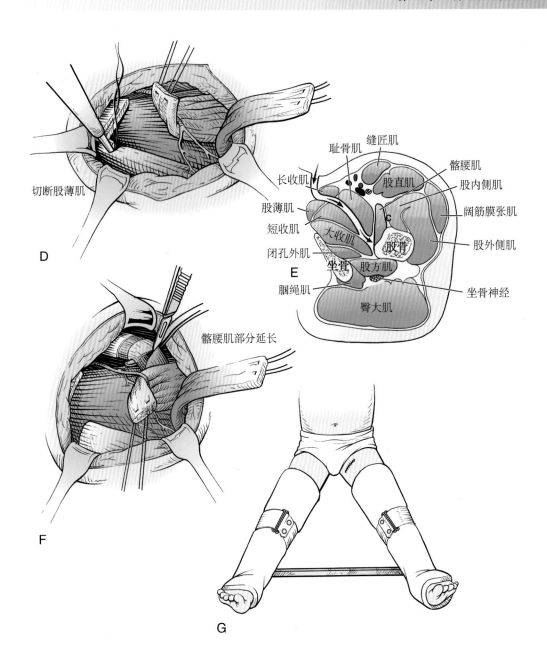

D. 于短收肌的后方浅面找到股薄肌。用电刀将这块扁平的肌肉从附着处松解。

E. 对于不能行走的患儿,如果计划同时进行髂腰肌的松解,可于短收肌的深处触及其腱性部分在小转子上的止点。

F. 如图所示,腰肌肌腱的部分延长可以在这个平面进行,或者最好在更靠近端的骨盆边缘进行。

G. 固定包括两个带有可拆卸外展杆的长腿石膏。在关节活动度训练和转运过程中可以移除外展杆,但在一天的大部分时间内应佩戴,并维持3~4周。髋关节屈曲挛缩松解的最好治疗方法是将患儿大部分时间置于俯卧位。

手术 26：槽式髋臼扩大术

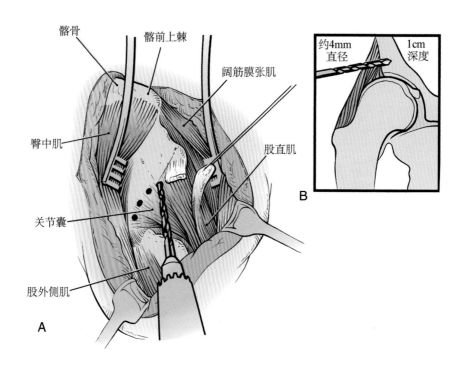

A. 患者仰卧，臀部垫高。选择前方入路，沿髂骨外板向下显露至关节囊。自起点切断股直肌并标记。透视确认位置后，外科医师用一个钻头沿着髋臼外侧面在臼缘的上方钻孔，标记出臼顶的轮廓。

B. 钻头入点距关节囊上方约 1cm 处。钻头直径约 4mm。

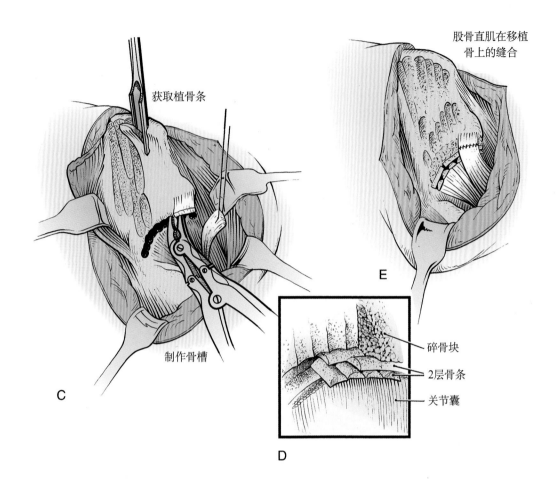

C. 用一个咬骨钳来连接这些孔,以形成一个骨移植槽。从髂翼获取骨皮质和骨松质骨条。将植骨条放置在槽中并覆盖在髋关节囊上,形成覆盖股骨头的棚架。

D. 植骨条呈 90°角分层放置,在棚架上堆积足够的碎骨块与髂骨翼相连。

E. 在棚架上方缝合股直肌起点,术后采用髋人字石膏固定。

手术 27：Dega 截骨术

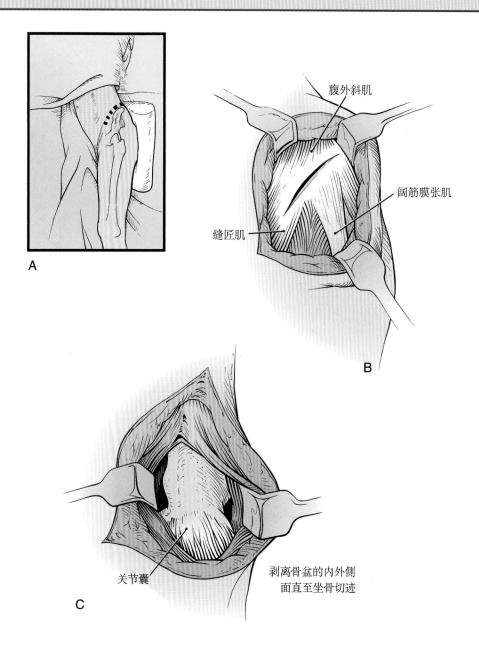

A. 患者仰卧，垫高受累的髋关节。在髂嵴上做一个前方切口。Dega 截骨术通常在与内翻去旋转截骨术相同的手术环境下进行，并将说明如下。

B 和 C. 劈开髂骨骨骺，骨膜下显露于髂骨内板和外板直至坐骨切迹。松解股直肌直头。

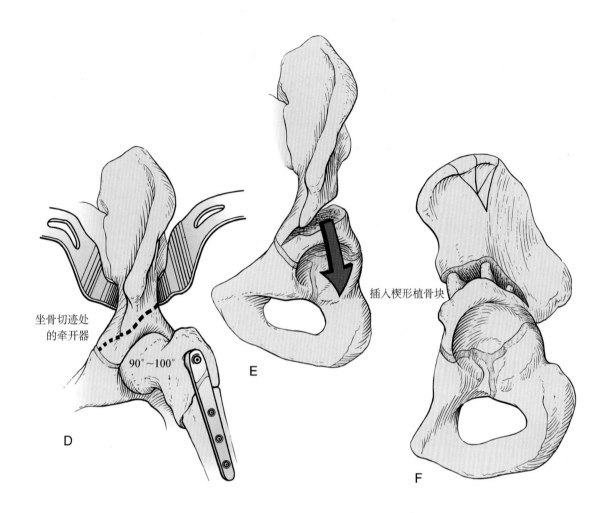

D. 在坐骨切迹处放置钝的 Hohmann 拉钩。在骨盆上髂前下棘水平画出截骨线,并延伸至坐骨切迹。

E. 然后从髂骨外板插入骨刀,直至 Y 形软骨。保留髂骨内板。髂前下棘用骨刀切开,坐骨切口用 Kerrison 咬骨钳切断。髋臼用骨刀向下方和外面撬开。如果使用椎板牵开器,应特别小心,以免压碎骨面。

F. 自髂嵴取三皮质楔形骨块,并将之放在截骨处的楔形缺损中。选择合适的位置放置植骨块,略偏前、偏后,或只是偏外侧,以改善股骨头覆盖。如果内板保持完整,则截骨处不需要固定。建议在直视下活动髋关节,以证实截骨处稳定。然后使用髋人字石膏 6 周,待截骨处愈合。

手术 28：经骨间膜胫骨后肌肌腱前方移位术

A. 在足内侧面做一个 4cm 长的切口，从内踝尖的后部和远端开始，一直延伸到第一楔骨的基底部。第二个纵向切口位于胫骨皮下内侧缘后 1.5cm 处，止于距内踝尖 3cm 处。

B. 在止点处辨别胫骨后肌肌腱，切开其腱鞘。在骨骼附着处游离肌腱并切断，保留其最大长度。在其末端用一条 0-0 的丝线鞭式缝合。

C. 在小腿切口内识别胫骨骨后肌，切开腱鞘并游离肌肉。在足部切口的残端进行牵引有助于识别。用湿海绵和双手技术（译者注：双手技术请参照手术 31 中的图 F）将胫骨后肌肌腱送入近端切口。外科医师必须小心保护胫骨后肌的神经和血液供应。

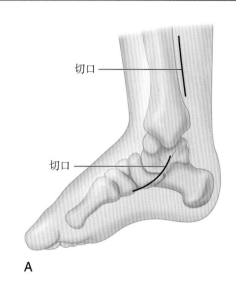

A

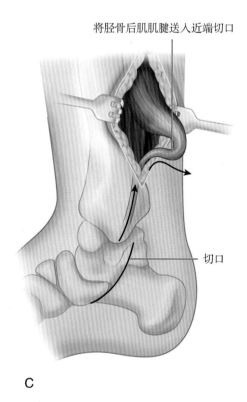

B

C

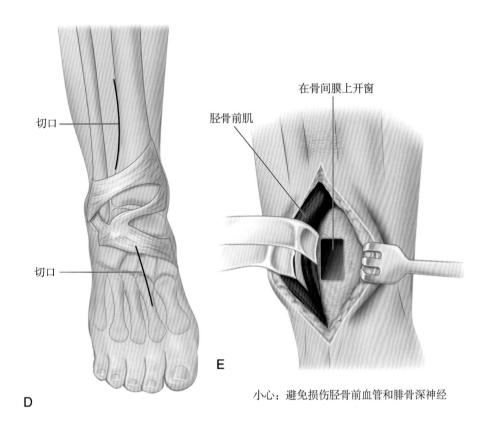

小心：避免损伤胫骨前血管和腓骨深神经

D. 在胫骨嵴外侧一指宽处做前方的纵向皮肤切口,从踝关节伸肌支持带近端边缘开始,向近端延伸 7cm。然后,以第二跖骨基底部为中心,在足背上做一个 4cm 长的纵向切口。

E. 显露胫骨前肌和胫前动脉、姆长伸肌。将胫骨前肌拉向外侧,露出骨间膜。接下来,在骨间膜上切一个大矩形窗。

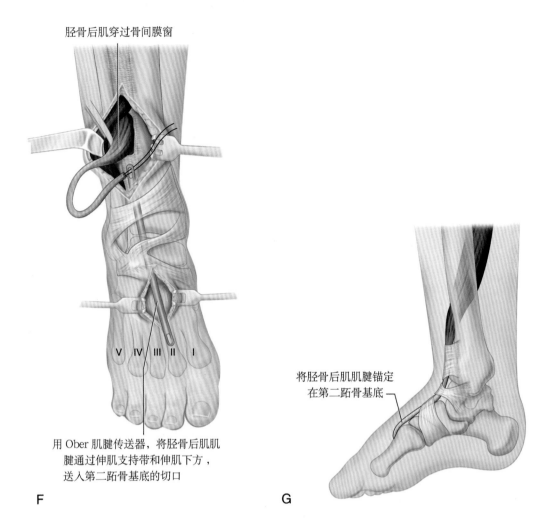

胫骨后肌穿过骨间膜窗

用 Ober 肌腱传送器，将胫骨后肌肌腱通过伸肌支持带和伸肌下方，送入第二跖骨基底的切口

V IV III II I

F

将胫骨后肌肌腱锚定在第二跖骨基底

G

F 和 G. 使用 Ober 肌腱传递器，将胫骨后肌肌腱通过骨间膜的窗口送入胫骨前室。注意不要扭曲肌腱或损坏其神经或血液供应。接下来，利用 Ober 肌腱传送器，将胫骨后肌肌腱通过伸肌支持带和伸肌下方，送入足背的切口。将肌腱通过骨隧道固定在第二跖骨基底部。按常规分层缝合切口。用短腿石膏将足固定在踝关节中立位。

术后护理

术后护理原则与肌腱移位相同。

手术 29：跟腱腓骨远端肌腱固定术治疗骨骼发育未成熟患者的轻度踝外翻

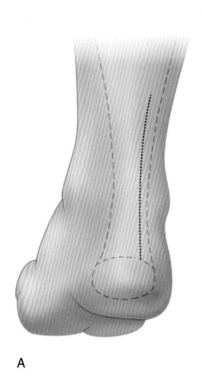

A

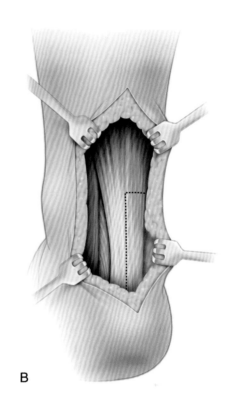

B

患者俯卧在手术台上，以方便显露小腿和足跟的后部。

手术技术

A. 平行于跟腱的外侧缘做一个长的垂直切口。通过这个切口，显露跟腱、腓骨肌腱和腓骨骺板近端的腓骨干。

B. 切取以远端为蒂的跟腱条（约 1cm 宽）。如有必要，可延长剩余的跟腱。

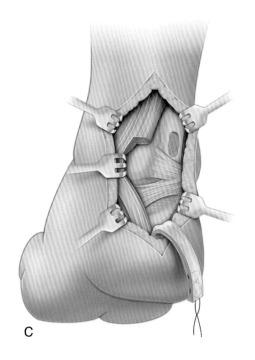 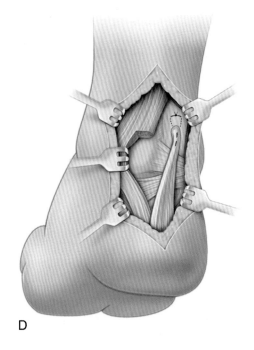

C. 在跟腱条的近侧游离端做 Bunnell 式缝合,根据需要可将肌腱缝成管状。在远端后侧的腓骨干上做一个骨槽,如果腓骨干足够坚固,在槽口近端钻两个孔,以便打结缝合。

D. 利用缝线将跟腱条的游离端固定在腓骨远端的骨槽内。拉紧跟腱的转移部分,使其在中立位踝关节背屈时仍保持张力。如果腓骨太小而不能在皮质上钻孔,缝合线可以绕过腓骨干,或者可以将跟腱条包裹在腓骨上并与自身缝合。冲洗和缝合切口。使用塑形良好的加垫短腿行走石膏固定患足于中立位。

术后处理

允许患者戴石膏板负重。教会孩子和父母,如何观察石膏边缘和足趾尖部的皮肤刺激或磨破迹象,并报告石膏鞋底的破损情况。术后 6 周去除石膏,根据需要继续佩戴踝-足或膝-踝-足矫形支具。

手术 30：髂腰肌移位术治疗髋外展肌麻痹

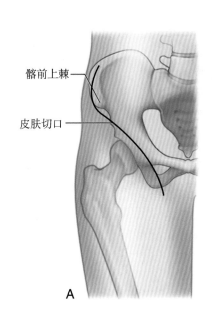

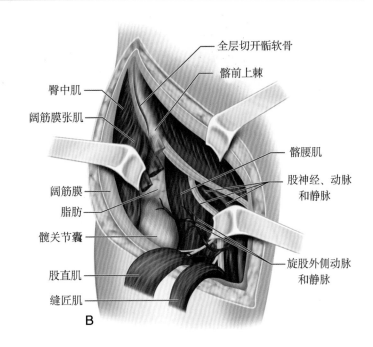

手术技术

患者仰卧位，在骶骨下垫一个小沙袋，在同侧肩胛下垫一个大沙袋。患侧下肢、臀部、下腹部、胸部及髂骨和骶骨区域常规消毒铺单，这样在术中可以随意活动患肢，且当切口延伸至髂嵴的后 1/3 时不至于污染术区。

A. 切口起自髂嵴后 1/3 和中 1/3 交界处，向前延伸至髂前上棘；沿缝匠肌内侧缘向大腿远端延伸 10～12cm，止于小转子远端 2cm 处。

B. 于髂嵴上方切开深筋膜，与皮肤切口同一方向切开阔筋膜张肌。

找到股外侧皮神经；它通常在髂前上棘远端 2.5cm 处穿过缝匠肌，并紧贴缝匠肌外侧缘。锐性游离股外侧皮神经并用湿胶条将其拉向内侧保护。皮下游离切口两侧皮瓣并向两侧牵开。找到阔筋膜张肌的前内侧缘，钝性分离切开内侧的缝匠肌和股直肌与外侧的阔筋膜张肌之间的间隙。向深部分离上述结构间的疏松软组织，显露覆盖关节囊前部的脂肪组织。旋股外侧动脉的上升支和伴随静脉穿过切口的中部，游离、钳夹、切断并结扎之。

在髂前上棘上松解缝匠肌的止点，将肌肉向远端和内侧反折。用丝线缝合游离缘以便重新固定。切断股直肌的双头起点，并向远端反折。找到股神经和它支配缝匠肌和股直肌的分支。将湿胶条绕过神经以便轻柔操作。将股血管和神经拉向内侧。

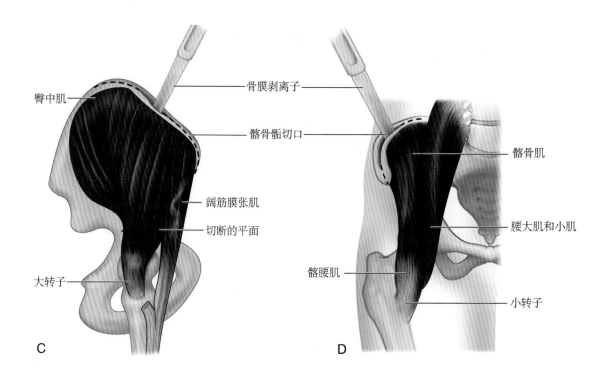

C. 劈开髂嵴上的骺软骨,沿髂嵴向深层剥离骺板至骨面。使用宽的骨膜剥离子将阔筋膜张肌、臀中肌和臀小肌从髂骨外板上骨膜下剥离,并作为一个整体向侧面和远端反折到髋臼上缘。将开腹垫填塞在反折的肌肉和髂骨之间的腔隙中,控制出血。

D. 然后,用一个大的骨膜剥离子将髂肌骨膜下剥离并向内侧反折,显露出从坐骨大切迹至髂前上棘处的髂骨翼内壁。

使用骨膜剥离子仔细钝性分离,从髂骨内壁和前方关节囊处将髂肌游离、剥离、松解。关键是保持在髂肌的外侧和深面操作,并按由近端到远端的次序进行。

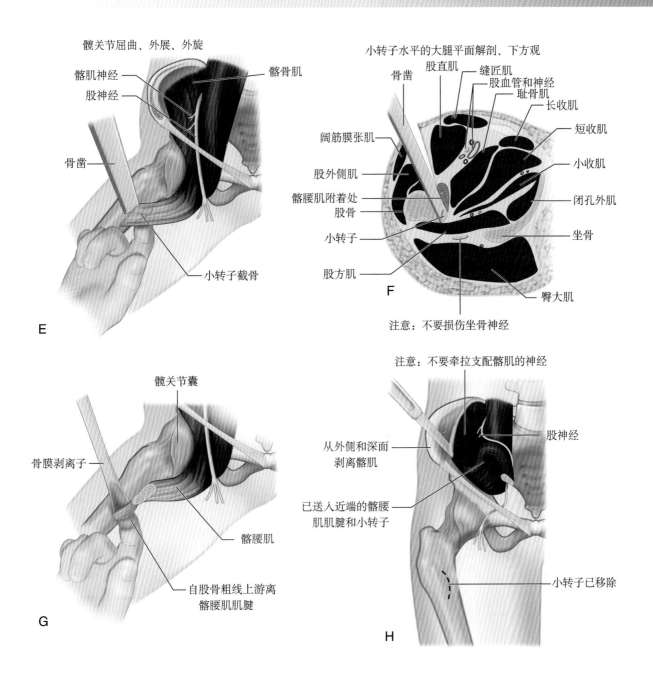

E~G. 屈曲、外展、外旋髋关节,用示指清理小转子近端、后方和远端的软组织。将示指放置于小转子后内侧面上作导引,将一弯骨刀插到小转子基底的上方深处。

截下小转子后,用骨膜剥离子将股骨粗线处髂肌远端附丽剥离。

H. 锐性和钝性分离后将髂腰肌反折向近端。支配髂肌的神经偶尔自远端进入肌肉内,避免损伤这一神经是关键点,同样,应避免损伤股神经。我们发现在此时使用神经刺激仪大有益处。必要时可以钳夹、切断并结扎回旋支血管。

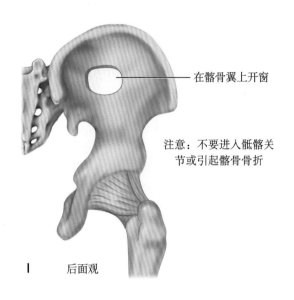

在髂骨翼上开窗

注意：不要进入骶髂关节或引起髂骨骨折

I   后面观

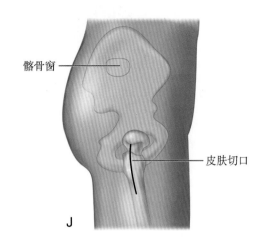

髂骨窗

皮肤切口

J

注意：不要损伤大转子骨骺板

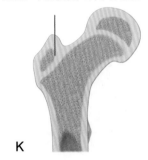

K

I. 用电钻及骨刀在髂骨翼中 1/3 处做一 3～5cm 大小矩形空洞。空洞应足够大以容纳转位的肌肉组织。为了使肌肉收缩力线更直,空洞的位置应尽量靠后。限制因素是支配髂肌的神经,应避免牵拉它。

J. 伸髋内旋,经外侧纵行切口暴露股骨大转子。分离股外侧肌,于股骨干部近端 4～5cm 显露侧方骨面。

K. 避免损伤大转子处的生长板,这一点非常重要。

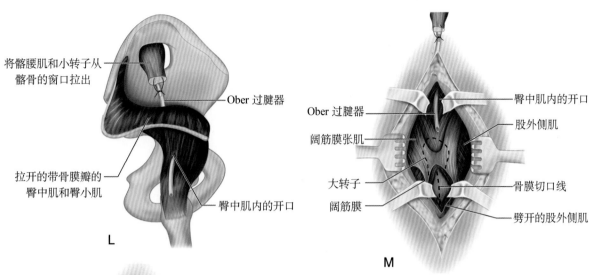

L

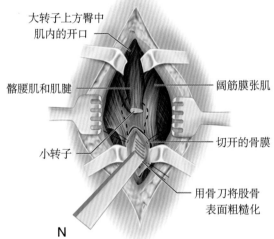

N

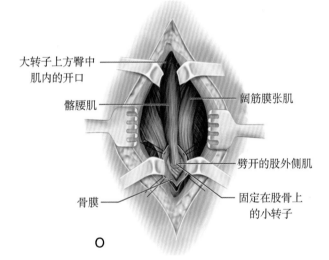

O

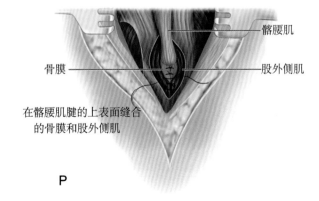

P

L. 将一个大的 Ober 过腱器插入髂骨翼空洞处,直至臀肌深部,在大转子区经劈开的臀中肌附丽处纤维组织将它取出。

M 和 N. 使用 Ober 过腱器将髂腰肌经此通道转位至外侧。再次检查支配髂肌的神经,以确保它没有被过度牵拉。接下来,将髋关节摆在外展至少 45°~60°,内旋 10°~15° 的位置。确定髂腰肌在股骨干上的止点,并用弯骨刀将此处骨面粗糙化。应保持转位后肌肉有适当的张力。

O. 用 1~2 个横行置入的小门形钉将小转子固定在股骨近端。Mustard 建议在股骨上做一个活门,将小转子卡在其中并用粗金属丝捆绑固定。

P. 在髂腰肌腱的上表面将骨膜和股外侧肌边边缝合。

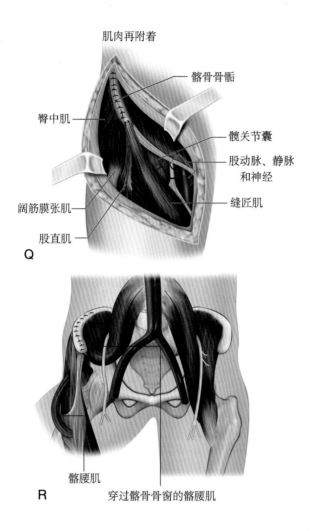

肌肉再附着

髂骨骨骺

臀中肌

髋关节囊

股动脉、静脉
和神经

缝匠肌

阔筋膜张肌

股直肌

Q

髂腰肌

穿过髂骨骨窗的髂腰肌

R

Q 和 R. 将股直肌和缝匠肌分别缝合在髂前下棘和髂前上棘上。将阔筋膜张肌、臀中肌、小肌和腹肌缝合至髂嵴。常规逐层缝合切口。用一个半髋人字石膏固定髋关节于外展 60°、内旋 10°~15°、轻度屈曲位。

术后护理

术后 4~6 周,患者再次入院取下石膏,制作新的双瓣髋人字石膏。将石膏的外侧面修短,这样患儿可以在石膏的后半部分进行髋外展练习。进行髋关节影像学检查以确定髋关节的稳定性。当把患儿从石膏中取出时,应特别小心,以免造成股骨病理性骨折。

髂腰肌移位的康复训练遵循与脊髓灰质炎患者肌腱移位术的康复训练相同的原则。然而,在脊髓脊膜膨出患者中,广泛的下肢瘫痪需要矫形器支持,患者更年轻。因此,只要转移的髂腰肌具有良好的肌力,且下肢可内收至中立位,就允许佩戴双侧膝上矫形器中进行负重。在活动中,佩戴蝴蝶骨盆带可以保持髋关节在 5°~10° 外展位。在夜间,髋关节和移位的髂腰肌应放在双瓣髋人字石膏中或膝踝足矫形器中加以保护。

手术 31:腓骨长肌肌腱前移至第二跖骨基部

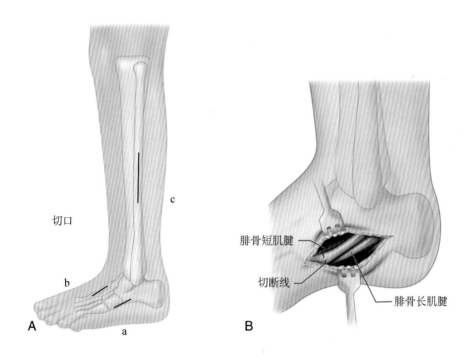

手术技术

患者半侧位,患侧髋关节下方放置沙袋。

A. 在足外侧面自第 5 跖骨底部至外踝尖远端 1cm 处做一个 3~4cm 长的切口(a)。分离皮下组织,显露腓骨长、短肌肌腱。在小腿的腓骨表面做第二个切口(c),起自外踝上方 3cm 开始,向近端延伸 7cm。切开皮下组织和深筋膜,切开腱鞘并显露腓骨肌腱。腓骨长肌肌腱位于腓骨短肌腱的表面。检查肌肉以确保其大体观正常。

B. 自第 5 跖骨底部松解腓骨短肌,并在其远端鞭式缝合。

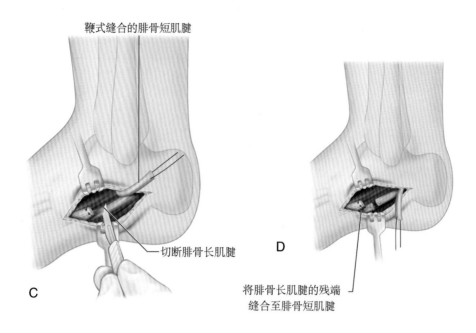

鞭式缝合的腓骨短肌腱

切断腓骨长肌腱

C

D

将腓骨长肌腱的残端
缝合至腓骨短肌腱

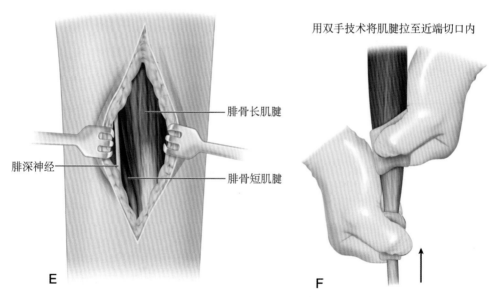

用双手技术将肌腱拉至近端切口内

腓骨长肌腱

腓深神经

腓骨短肌腱

E

F

C 和 D. 尽可能靠远端切断腓骨长肌腱。将腓骨短肌腱缝合至腓骨长肌腱的远端残端,以保持纵弓和对第一跖骨的下拉作用。

E 和 F. 游离腓骨长肌腱,双手技术将其拉至近端切口处。不要干扰腓骨短肌腱在腓骨的起点。在骨间膜处做一适当的切口,注意不要损伤任何神经血管结构。

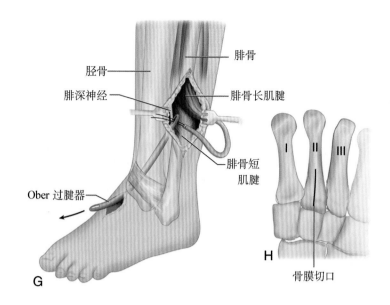

将肌腱锚定到骨的技术

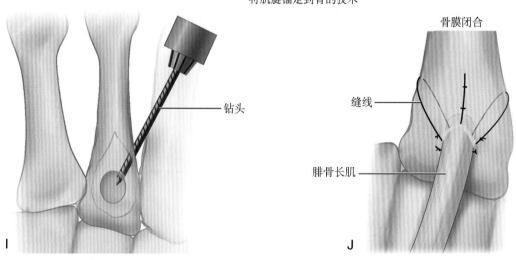

G 和 H. 在足背(图 A 的切口 b)上做一 2～3cm 长纵向切口,切口中心位于第 2 跖骨基底部。分离深筋膜,拉开伸肌腱,显露第 2 跖骨近端 1/4。纵向切开骨膜并显露受区骨皮质。

通过 Ober 过腱器将腓骨长肌腱及其腱周膜,经伸肌支持带的深面,传入至胫骨前间室,并送入足背切口。我们不建议经皮下隧道转移。应确保腓骨长肌腱从起点到新止点的收缩力线为直线。

I 和 J. 在第 2 跖骨的基底部钻孔。用星状头手钻扩孔以使肌腱可顺利通过。将腓骨长肌腱通过钻孔,在适当的张力下与自身缝合。如果腓骨长肌腱长度不够,可在跖骨干大孔两侧远端 1.5 cm 处钻两个小孔,肌腱末端的丝线从大中心孔穿过外侧远端小孔,将肌腱与骨骼牢固缝合。踝关节应处于中立位或 5°背屈,松止血带,止血。切口常规缝合。长腿石膏固定患肢于踝关节背屈 5°和屈膝 45°位。术后护理遵循肌腱转移原则一节中概述的指导原则。

手术 32 : 后方肌腱转移至跟骨矫正跟骨畸形(Green 和 Grice 手术)

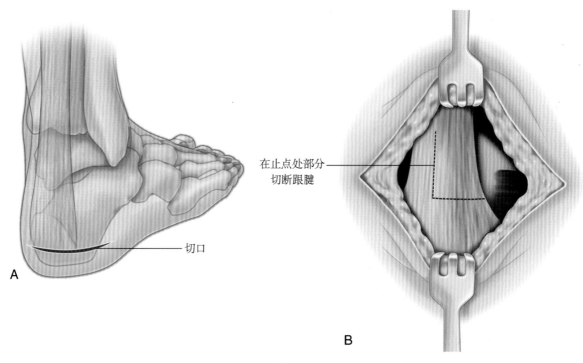

在止点处部分
切断跟腱

切口

A

B

手术技术

最好采取俯卧位以利于足跟显露。胫骨后肌腱和腓骨长肌腱和腓骨短肌腱在其远端止点处切断并送入近端切口。当需要转移姆长屈肌腱时,将其远端缝合到姆短屈肌上。将胫骨前肌腱通过骨间膜送入小腿后侧和足跟区。

A. 在足跟周围沿一个既不压鞋也不接触地面的部位的皮肤皱褶处做一个 5cm 长的后方横向切口。

B. 切开皮肤和皮下组织瓣并向两侧拉开,显露跟骨和跟腱止点。在跟腱止点的外侧 2/3 处做了一个 L 形切口。将切断的部分向近端反折,以显露跟骨结节。

C. 接下来,用 3.6mm 的钻头,从跟骨结节中心开始,到跟骨外侧面钻出一个孔。用金刚石头手钻和刮匙扩大钻孔,以接收所有转移的肌腱束。

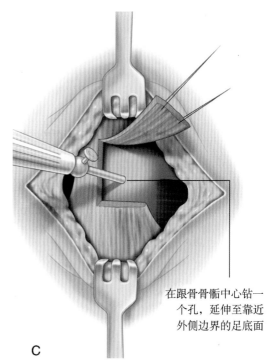

在跟骨骨骺中心钻一个孔,延伸至靠近外侧边界的足底面

C

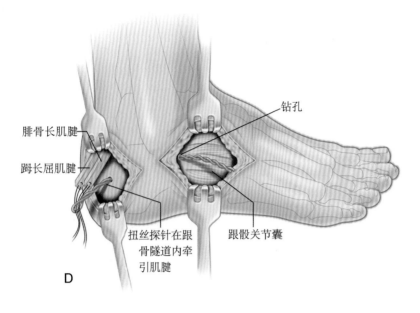

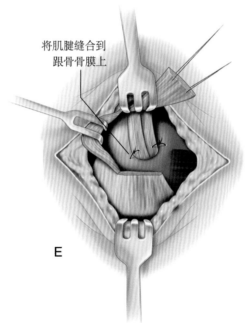

D. 通过外侧切口,充分切开外侧间隔室和后间隔室间的肌间隔。将一个 Ober 过腱器通过切口插入,并经跟腱前方引导至跟骨处的横切口。将腓骨肌腱末端的鞭状缝合线穿过过腱器的孔,将肌腱送到足跟处切口。胫骨后肌腱通过内侧和后部隔室之间的肌间隔切口及跟腱前方,以类似的方式送到足跟处切口。接下来,用一个扭曲的金属丝探针,将肌腱插入孔中,并从跟骨的隧道中拉出。

E. 在跟骨外侧的出口处,将肌腱缝合到骨膜和韧带组织上。当其余的踝关节背屈肌肌力一般时,缝合后的肌腱应有足够的张力可以将足维持在 15°的马蹄位;如果它们的肌力是好的或正常的话,则应调整移位肌腱的张力,使它们能将患足维持在 30°的马蹄位。将肌腱交互缝合,并缝合到隧道后端跟骨的骨膜上。

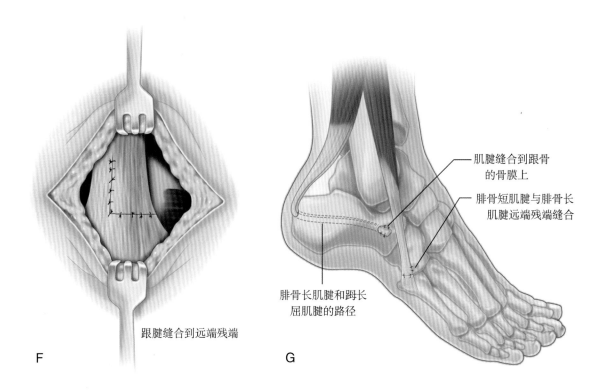

跟腱缝合到远端残端

肌腱缝合到跟骨
的骨膜上

腓骨短肌腱与腓骨长
肌腱远端残端缝合

腓骨长肌腱和蹈长
屈肌腱的路径

F　　　　　　　　　　　　　G

F 和 G. 将切断的部分跟腱,在肌腱转移后,缝回原来的位置。

闭合切口,用长腿石膏固定膝关节 45°～60°弯曲,足后部 15°～30°马蹄位,但足前部处于中立位置。避免足前部高弓足畸形。

术后护理

手术后 3～4 周,取下固体石膏,在不进行锻炼时,应用一个新的膝上双瓣膜石膏来保护肢体。必须防止踝关节的强迫背伸和牵拉移位的肌腱。

首先在消除重力的侧卧位进行练习,然后在对抗重力的俯卧位进行练习。为了教会患者使用转移的肌肉,可以先要求患者沿肌肉原始的运动方向移动足,然后使足跖屈。例如,当腓骨肌转移时,要求患者将足外翻和跖屈,或者当胫骨前肌转移时,将足内翻和跖屈。很快,在监督下,指导患者同时进行足背屈与足跖屈训练。重要的是提高往复运动及启动肌和拮抗肌的肌力训练。患肢不允许负重。可以带膝上双瓣石膏扶双拐行走。

在 4～6 周内,当转移的肌腱恢复中等肌力时,病人可以双足站立。站立时将足跟放在一个 3cm 厚的垫块上,以防止牵拉转移的肌腱。患者用手抓住桌子或两支拐杖,踮起脚尖,训练足部部分负重。

在移位肌肉能有效地控制足尖站立时,开始扶拐杖行走,三点式步态和患侧肢体的部分负重。鞋跟抬高 1～1.5cm,向前方逐渐降低(朝向足趾)。逐渐增加步行时间。当转位的肌肉能有效地控制步态,并且可以加速行走时,开始在没有拐杖支撑的情况下练习趾尖站立。膝关节不应屈曲,患者在能连续趾尖站立至少 3 次之前不应前倾。这可能需要很长时间(长达 1 年或更长时间),但它是术后管理的一个重要阶段。

当患者在使用拐杖时不习惯,或由于全身瘫痪导致膝关节和髋关节肌肉控制不佳时,使用足跖屈弹簧矫形器或具有后弹力的矫形器。佩戴一个踝关节的阻挡可防止踝关节背屈超过中立位置。

手术 33：三关节融合术

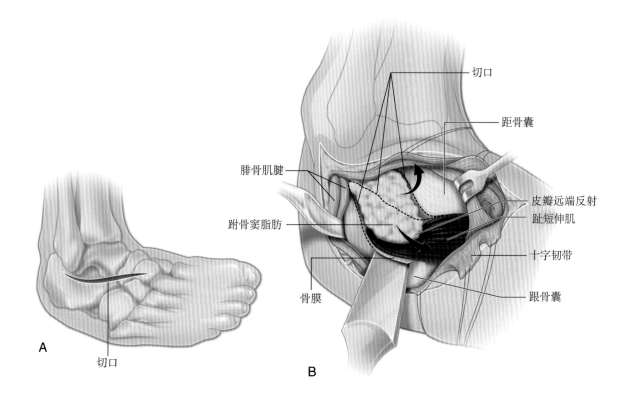

切口

距骨囊

腓骨肌腱

跗骨窦脂肪

皮瓣远端反射

趾短伸肌

十字韧带

骨膜

跟骨囊

A

切口

B

手术技术

气动止血带放置在大腿近端，患者半侧卧位，患侧臀部下方大沙袋垫高。

A. 以跗骨窦中心做一弧形切口。始于外踝尖后方一指宽处，并向前方和远端延伸至第 2 跖骨基底部。

B. 不要向两侧分离皮瓣。经切口全层切开直至跗骨窦底部。将跟骨骨膜、跗骨窦的脂肪组织、趾短伸肌的腱性附丽作为整体，用手术刀和骨膜剥离子，从跟骨和距骨颈的侧面整体锐性剥离并向远端拉开。重要的是应保留一带蒂的软组织筋膜瓣来填充手术时残留的死腔。

接下来，贴距骨骨膜表面做一切口，仔细暴露距骨头和距骨颈。包含皮肤、皮下组织和骨膜的皮瓣应尽可能厚，以免皮肤坏死。在骨膜上放置牵引线。操作过程中应避免牵拉皮缘。无需分离腓骨肌腱或它们的腱鞘。在骨膜下分离，将腓骨肌腱向后牵拉以暴露出距下关节。

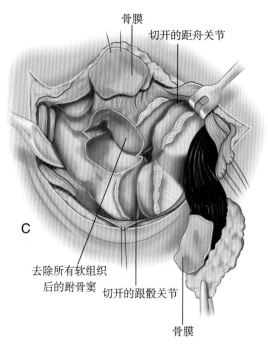

骨膜　切开的距舟关节

去除所有软组织
后的跗骨窦　切开的跟骰关节

骨膜

C

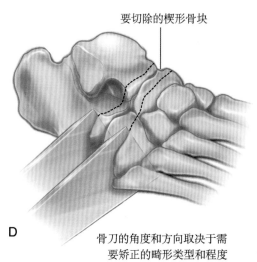

要切除的楔形骨块

D　骨刀的角度和方向取决于需
要矫正的畸形类型和程度

　　C 和 D. 切开跟骰、距舟和距下关节关节囊。打开关节后将足处于内翻位,可清楚看到这些关节软骨表面。将一椎板撑开器置于跗骨窦处有助于距下关节后方的显露。去除关节软骨前,术者应复查足的畸形情况,并确定楔形截骨范围以矫正畸形。三关节融合术后距骨血供情况、距骨缺血性坏死的并发症状和踝关节炎应始终牢记在心。足的高度是另一个需要关注的焦点。外踝高度降低会导致穿鞋困难。有时,最好是植入一枚骨块而不是截除一个楔形骨块。用一柄锐利骨刀切掉跟骰关节表面软骨。然后显露出距舟关节软骨表面,截骨平面垂直于距骨颈部长轴,平行于跟骰关节。如果舟状骨喙突在内侧过度突出,或在处理内翻足时出现如果不过度牵开就无法充分暴露距舟关节的情况,则可使用第二个背内侧切口暴露距舟关节。

E～H. 将椎板撑开器置于跗骨窦处,充分显露距下关节,切除前后方的关节软骨。术者应该注意内踝后方的神经血管组织。必须将用以纠正畸形的楔形骨块与关节软骨作为一个整体一并切除。此时,一个非常有用的技巧是:在对侧关节面上将骨刀沿截骨线打入后,将骨刀留在原位,并由助手把持固定,再用第二个骨刀或骨凿去除相邻关节的软骨和骨骼。将融合的关节切除软骨面后,凿成鱼鳞状以获得最大的骨松质接触面。

间断缝合切口。将患足把持在理想的位置,使用塑形良好的长腿石膏固定。我们没有发现必须使用门形钉固定关节并且不建议这样做。对于脑瘫儿童的足部固定,特别是在严重弛缓或痉挛的患儿,使用牢固的十字交叉克氏针来维持其位置。6～8周后拔出克氏针。

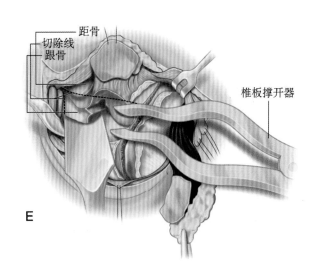

E

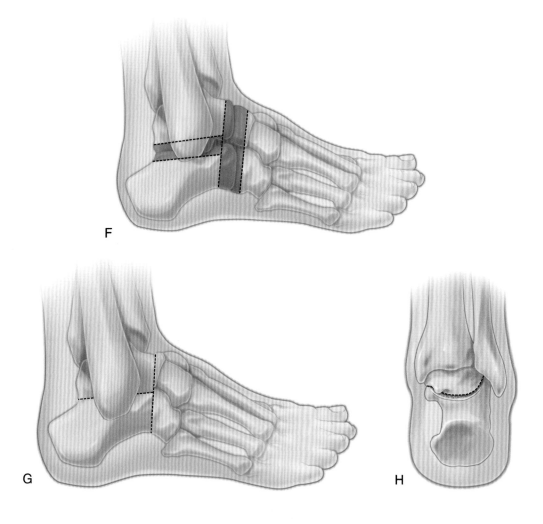

F

G

H

手术 34：距下关节关节外关节融合术（Grice 手术）

A. 以跗骨为中心，在距下关节处做一个 6cm 长略呈弧形的切口。

B. 向深层切开至跗骨窦。确认前后距下关节囊并保持完整。手术是在关节外进行的。如不慎将关节囊打开，则需将其间断缝合关闭。

切开跗骨窦顶部的外缘处的距骨骨膜，并向近端反折。成团剥离跗骨窦中的纤维脂肪组织和跟骨上的趾短伸肌的腱性起点并远端反折。

C. 使用刀片和刮匙从跗骨窦处彻底清除剩下的脂肪和韧带组织。

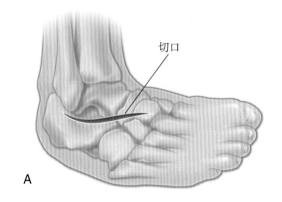

切口

A

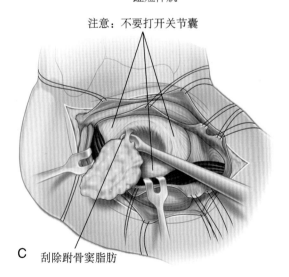

切开脂肪垫的切口线

跗骨窦脂肪

B

腓骨肌肌腱   趾短伸肌   十字韧带

注意：不要打开关节囊

C   刮除跗骨窦脂肪

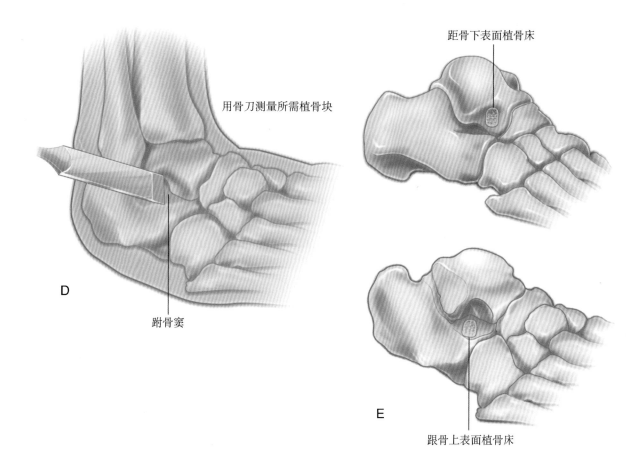

用骨刀测量所需植骨块

距骨下表面植骨床

跗骨窦

D

跟骨上表面植骨床

E

D. 将足保持于马蹄位并翻转,同时将跟骨旋转到距骨下方的正常位置,矫正外翻畸形。用各种宽度(2～3cm 或更大)的直的宽骨刀插入跗骨窦处,撬拨距下关节,并确定植骨块的长度和最佳位置及其能够提供的稳定性。当踝关节背屈至中立位时,移植骨长轴应与腿长轴平行,后足必须处于5°的外翻位或中立位,但永远不能在内翻位。

E. 宽骨刀标记移植骨床的最佳位置。在标记的植骨床上,用牙科骨刀从距骨下表面(跗骨窦顶部)和跟骨的上表面(跗骨窦底部)移除一薄层骨皮质(3～5mm),尽量保留植骨床最外侧的皮质边缘,以支撑植骨块,防止其沉入质软的骨松质中。

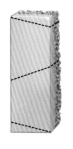
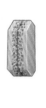

将取自胫骨的植骨块修形

修形后的腓骨植骨块
（我们喜欢的术式）

F

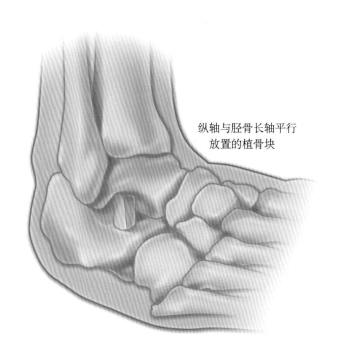

纵轴与胫骨长轴平行
放置的植骨块

F. 从胫骨近端干骺端的前内侧面，取一块大小合适的单皮质骨板，然后将它修成两个相同的梯形骨块，并使它们的骨松质面对合，做成植骨块。我们更喜欢用皮质骨完整的腓骨制作植骨块，用咬骨钳去除移植物基部的多余棱角，使移植物呈梯形，并可埋头于骨松质中，以防止术后发生横向移位。

将足保持于内翻位，把移植骨放置在备好的跗骨窦内的骨床上。用打压装置将移植骨的皮质部分固定到位。踝关节处于中立位时，骨块的纵轴应与胫骨轴平行。

将足固定在满意的位置，将跗骨窦远端纤维脂肪组织、跟骨骨膜和趾短伸肌的腱性起点缝合到距骨骨膜反折处。皮下组织和皮肤用间断缝线缝合，并进行膝上石膏固定。

术后处理

手术 6～10 周，拆除石膏并摄片复查。如果影像学显示移植骨愈合良好，在拐杖保护下允许患肢逐渐负重。进行主动和被动活动以增强肌肉力量，增加踝关节和膝关节的活动范围。

手术 35：尺侧腕伸肌-桡侧腕短伸肌移位术

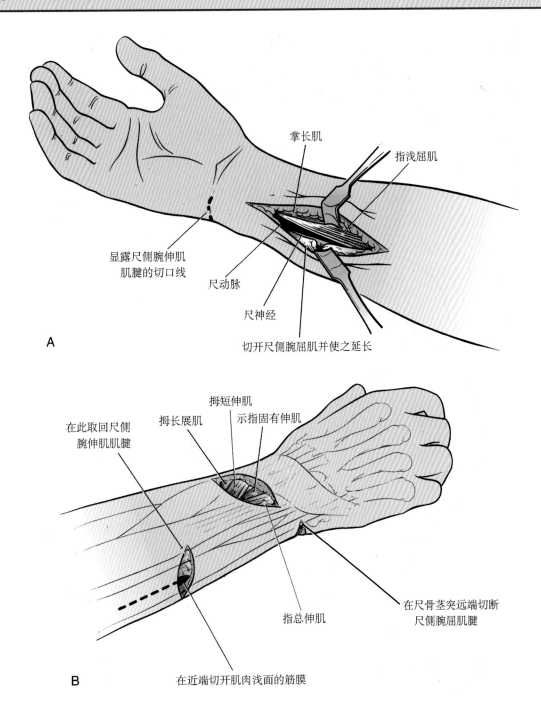

掌长肌

指浅屈肌

显露尺侧腕伸肌
肌腱的切口线

尺动脉

尺神经

切开尺侧腕屈肌并使之延长

A

在此取回尺侧
腕伸肌肌腱

拇长展肌

拇短伸肌

示指固有伸肌

在尺骨茎突远端切断
尺侧腕屈肌腱

指总伸肌

在近端切开肌肉浅面的筋膜

B

　　A. 尺侧腕屈肌肌腱的延长是在前臂远端的肌腱肌肉交界水平进行的。如果需要，可以通过同一切口延长其他腕屈肌。

　　B. 显露尺侧腕伸肌肌腱的切口位于尺骨茎突稍远端。然后将尺侧腕伸肌肌腱拉回近端切口，经皮下转移至腕背部切口。

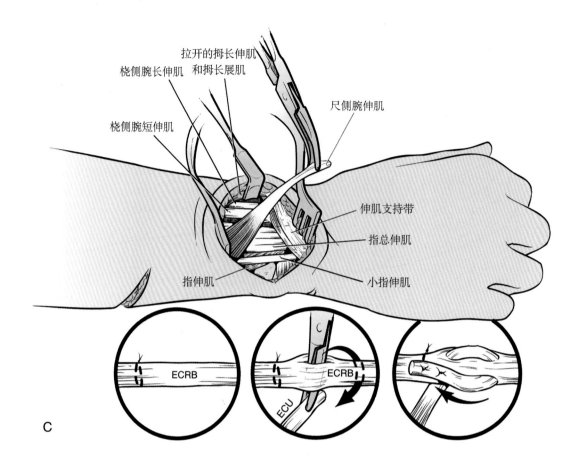

C. 用编织技术牢固缝合肌腱移位处。第一条缝合线位于供区肌腱第一次穿过受区肌腱处的近端，以防止供区肌腱穿入后向近端移位。ECRB. 桡侧腕短伸肌;ECU:尺侧腕伸肌

手术36:前臂手术技术中指屈肌和腕屈肌肌腱部分延长术

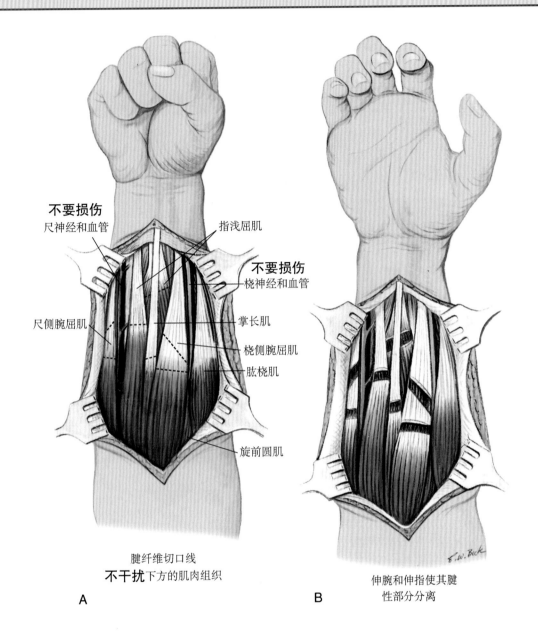

不要损伤
尺神经和血管
指浅屈肌
不要损伤
桡神经和血管
尺侧腕屈肌
掌长肌
桡侧腕屈肌
肱桡肌
旋前圆肌

腱纤维切口线
不干扰下方的肌肉组织

A

伸腕和伸指使其腱
性部分分离

B

A. 在前臂掌侧面的中 3/4 处沿中线做一纵行切口。沿切口方向切开皮下组织和深筋膜。潜行游离皮瓣后,用四叉耙式拉钩向两侧拉开,显露浅层的肌肉群。在尺侧腕屈肌的桡侧,辨认尺神经及血管,并加以保护,以防受伤;同样,在桡侧腕屈肌的桡侧,游离桡动静脉及神经以防意外损伤。在腱腹交界处进行桡侧腕屈肌和尺侧腕屈肌的滑动延长术,通过在其腱纤维中做两个切口,相距约 1.5 cm,而不干扰腱纤维下方的肌肉组织。近侧为横切口,远侧为斜切口。延长掌长肌和指屈肌,只需在每块肌肉上做一个横切口。

B. 被动过度伸腕和伸指。腱部纤维将分离,而其下方完整肌纤维将维持整块肌肉的连续性。

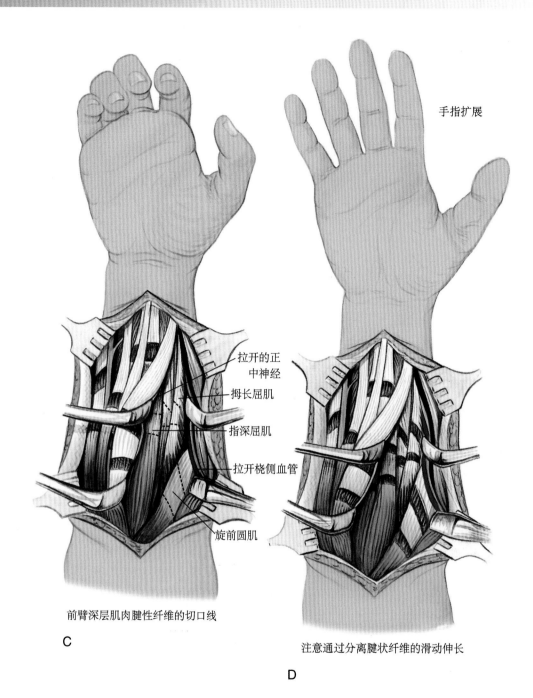

手指扩展

拉开的正中神经

拇长屈肌

指深屈肌

拉开桡侧血管

旋前圆肌

前臂深层肌肉腱性纤维的切口线

C

注意通过分离腱状纤维的滑动伸长

D

C 和 D. 通过向桡侧拉开肱桡肌和桡动静脉,向尺侧拉开尺侧桡腕屈肌和屈指浅肌来显露掌侧的深层肌肉。辨认正中神经并将之连同桡侧腕屈肌一起拉向内侧,来保护其免受损伤。在拇长屈肌和指深屈肌腱部做两处切口,用与延长前臂掌浅层肌肉相同的方法使其滑移,以延长肌肉长度。通过对软组织的柔和处理及在分开的腱部下面保留足够的肌肉组织来维持肌肉的连续性。通过缓慢而牢固地伸展拇指和尺侧四指来分离肌腱纤维,从而实现滑动延长。

接下来,检验前臂被动旋后的范围。如果出现旋前挛缩,在旋前肌圆肌的腱纤维中做两个相距 1.5cm 的斜切口将其延长。同样,其下方肌肉组织应不受到干扰。用力使前臂旋后;腱纤维段将会滑动和分离,从而延长肌肉。

　　松止血带,充分止血。不闭合深筋膜。间断缝合皮下、皮肤用。肘上石膏(包括所有手指和拇指)固定于完全旋后位、屈肘 90°、伸腕 50°、手指和拇指中立位。

术后护理

　　术后 4 周,拆下石膏,开始积极功能锻炼,以提高延长的肌肉肌力。每天进行几次挤压不同大小的软球和其他功能锻炼。积极的职业治疗计划是必不可少的。不锻炼时,通过佩戴双瓣石膏来维持矫正后的位置。随着拉长肌肉及其拮抗肌的运动功能的改善,前臂移出石膏进行锻炼的时间逐渐增加。

手术 37：肩胛骨肋骨融合术治疗翼状肩胛（Ketenjian 手术）

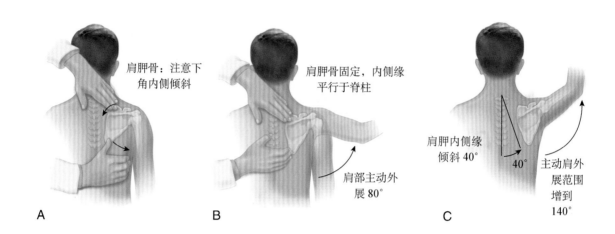

在合并面肩肱型肌营养不良的翼状肩胛患者中，其肩胛骨旋转不良，并且纵轴向内侧偏移，下半侧角向椎骨棘突移位。

术前评估

手术前，术者必须确定将肩胛骨固定在胸壁上的位置。患者站立，医师站于患者后方进行这一步骤。

A. 医师用一只手稳定住肩胛骨，用拇指和其余手指握住它的内上缘。另一只手的拇指钩住肩胛骨的下角，同时手掌和手指从侧方抓住胸廓。患者手臂自然下垂。

B. 将肩胛骨下角向外侧移动，直到肩胛骨的内侧缘与椎骨棘突的纵轴平行。将肩胛骨固定在胸廓上，患者活动外展肩关节，测量盂肱关节活动外展的幅度。在本图中，主动肩部外展为 80°。

C. 将肩胛骨的下角向外侧移位，从而使肩胛骨在冠状（肩胛）平面上向外侧旋转。在这幅图中，肩胛骨的内侧缘相对于脊椎侧倾斜 40°。要求患者主动外展肩关节，测量胸盂肱外展的总体范围，并将其与肩胛轴角（肩胛内侧缘和连接脊柱棘突的纵向线形成的角）相关联。

手术技术

手术时，按照肩胛轴角将肩胛骨固定在胸廓上，肩胛轴角度是在肩部外展时最理想的位置测量的。手术是在患者俯卧下进行的。颈部、整个胸部和受累的上肢消毒好后小心铺单，以允许自由摆放肩关节。

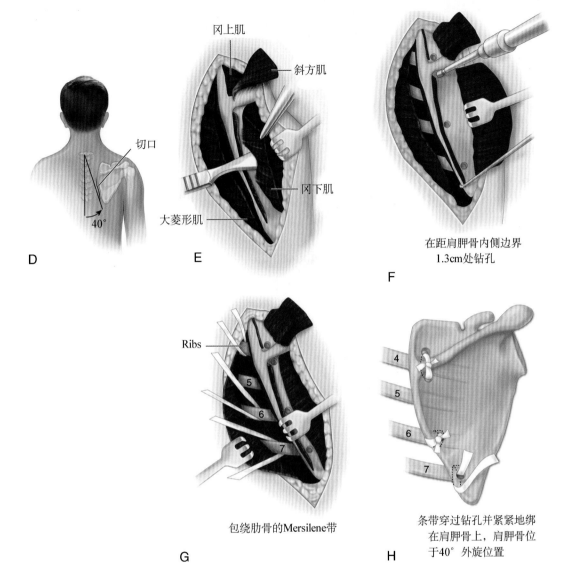

D

E

冈上肌
斜方肌
冈下肌
大菱形肌

切口
40°

F

在距肩胛骨内侧边界
1.3cm处钻孔

G

Ribs
4
5
6
7

包绕肋骨的Mersilene带

H

4
5
6
7

条带穿过钻孔并紧紧地绑
在肩胛骨上，肩胛骨位
于40°外旋位置

　　D. 将肩胛骨摆在将要固定在胸廓上的位置，在其内侧缘做纵向切口，沿切口方向切开皮下组织和浅筋膜。

　　E. 将斜方肌、肩胛提肌和大菱形肌从肩胛内侧缘切下，这些肌肉通常是萎缩的，已经被纤维或纤维脂肪组织所替代。用骨膜剥离子在距肩胛骨内侧缘 2.5cm 处将冈上肌、冈下肌和肩胛下肌剥离。

　　F. 当肩胛骨摆在准备固定的理想位置时，在肩胛骨上距肩胛骨内侧缘 1.3cm 处、与邻近肋骨相同水平的位置钻 4 个孔，肩胛骨倾斜至大约外旋 20°位。

　　G. 骨膜下剥离显露肩胛骨钻孔下的肋骨。术者必须非常小心，不要损伤肋骨下缘的肋间血管和神经。然后，将 Mersilene 带或阔筋膜条从肋骨下方穿过。

　　H. 维持肩胛骨 20°外旋位，将这些条带穿过钻孔，紧紧地在肩胛骨上打结系紧。确定肩胛骨和肋骨间的固定稳定后，常规缝合切口。

术后护理

　　上肢吊带固定。术后几天，每天进行多次辅助下的主动活动和轻柔被动的活动范围练习。在手术后 7 天开始 Codman 摆动运动。术后 4～5 周停止使用吊带固定。

第三章

脊柱疾病

采用椎弓根螺钉作为固定器的刚性节段固定技术使外科医师能够对脊柱畸形矫正达到难以置信的效果。进行手术时需要非常小心,包括术中应用脊髓神经电生理监测,以避免损伤脊髓本身或其血液供应。椎体融合失败病例罕见,患者很快恢复日常活动。目前很少使用前路技术,但偶尔需要。腰椎或胸腰椎后凸切除术是一项要求很高的手术,一般在专科的神经肌肉疾病治疗中心进行。对于神经源性脊柱侧凸的病例,通常需要骨盆固定来维持骨盆的整体平衡。

手术 38:用于脊柱后方固定和融合的手术入路

手术 39:Ponte 截骨术

手术 40:脊柱后路椎弓根螺钉固定融合术

手术 41:骶髂螺钉固定术

手术 42:胸腰段或腰椎侧弯前路内固定术

手术38：用于脊柱后方固定和融合的手术入路

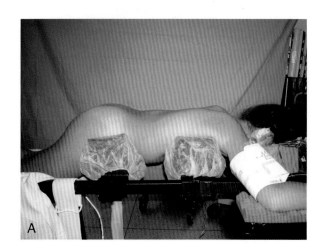

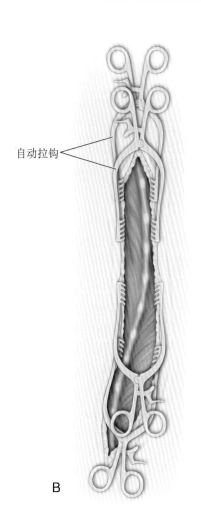

自动拉钩

手术技术

手术在全身麻醉下进行，气管插管。建立静脉通路，然后放置桡动脉导管检测血压。围手术期使用抗生素，通常是第一代头孢菌素。

A. *患者体位摆放*。在外科医师的监督下，将患者放置在 OSI 框架上。在 4 个支撑垫上放置凝胶垫，以进一步缓冲胸部和腹股沟区域的压力。腹部悬空，以减少失血。上垫位于胸部上部，刚好位于乳头区域的侧面。肩外展、肘屈曲。腋窝应该避免受压，避免牵拉臂丛或压迫尺神经（肘部）。下垫与髂腹股沟区接触。确保股外侧皮神经得到满意的保护，否则局部压迫会导致大腿前部在术后出现暂时的感觉障碍。当进行腰椎手术时，应在大腿前部下方放置枕头来抬高双腿，伸展髋关节，以维持腰椎前凸。

用聚乙烯吡酮碘（倍他定）或洗必泰消毒整个背部，从发际线的底部开始，一直到臀沟。将两侧髂嵴包含在手术区域内。在消毒和铺巾后，使用浸有倍他定的保护膜覆盖。术区皮肤显露必须足够大，这样切口就不会延伸到手术单的边缘。

B. *切口*。皮肤切口的长度由需要融合的节段数量决定。先用手术刀切开切口处的表皮层。为了尽量减少出血，用电刀继续切开真皮和皮下组织。另一种方法是用肾上腺素皮内组织浸润，然后锐性切开至皮下组织。下一步将自动牵开器放入切口，以保持皮肤边缘处于紧张状态，并显露棘突。（尽管已有对青少年特发性脊柱侧凸进行微创手术的尝试，但治疗效果的报道还不多，而且可能没有任何显著优势。早期的报告表明，微创手术时间较长，对缩短住院时间几乎没有益处。而确定术后假性关节的发病率还为时过早，因为有限暴露，术后假性关节形成的风险极大。）

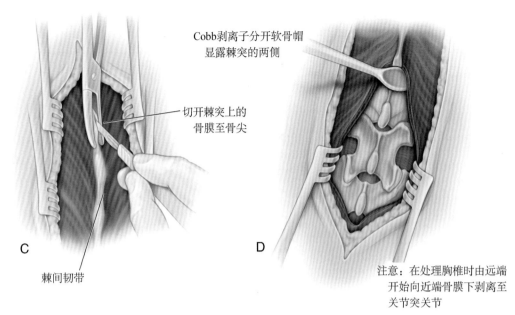

Cobb剥离子分开软骨帽
显露棘突的两侧

切开棘突上的
骨膜至骨尖

棘间韧带

C

D

注意：在处理胸椎时由远端
开始向近端骨膜下剥离至
关节突关节

C. 显露棘突后，就应当锐性分离中线结构直达骨质。用Kelly钳把持棘突可为切开过程提供准确的定位。在这个无血管的平面解剖可以减少失血。

D. 用 Cobb 剥离子骨膜下剥离显露后部附件。继续向两侧剥离显露计划融合的所有节段的横突尖端。在准备融合的后部附件时，应进行仔细的解剖。

E. 继续骨膜下剥离时，每一节段都用纱布紧紧填塞，以减少出血。

F. 剥离完成后，移除填充物，并在近端、远端和中间区域放置自动牵开器。然后用咬骨钳、刮匙和电刀进一步清理手术区域。

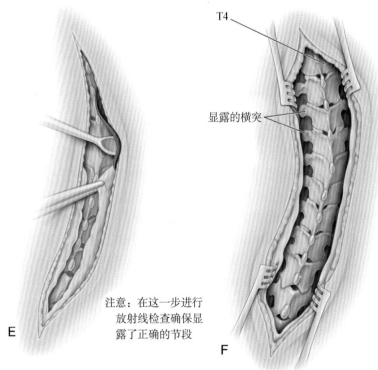

注意：在这一步进行
放射线检查确保显
露了正确的节段

E

T4

显露的横突

F

术中摄像检查用于确定融合的节段。无论外科医师的专业知识如何，都应进行透视检查，以避免无意中选择错误的椎体节段。

术野暴露充分后，准备好固定点（钩、钢丝或螺钉）。术前应在 X 线片上注明计划放置钩和螺钉的合适位置，术中所有协助手术的人员都应熟悉这些位置。

手术 39：Ponte 截骨术

手术技术

A. 剥离脊柱后方的椎旁肌后，在椎弓根螺钉置入前或置入后，均可进行 Ponte 截骨术。作者倾向于在放置椎弓根螺钉的钉道准备好后进行截骨术，目的是通过准备置钉的步骤，用确定的钉道位置来限制椎管的暴露范围。首先用 Leksell 咬骨钳部分切除棘突。切除在最中央的部分黄韧带，直到看到硬膜外脂肪。然后用 Kerrison 咬骨钳去除剩余的黄韧带及上、下关节突关节面。另一种替代的方法是，使用 Capener 凿或直接截骨术进行下关节突切除。

B. 脊柱侧视图显示完整的脊柱（左），所有完成 Ponte 截骨术后的节段（右）。注意当以前柱和中柱为轴时，这些截骨能够使脊柱在后方闭合。

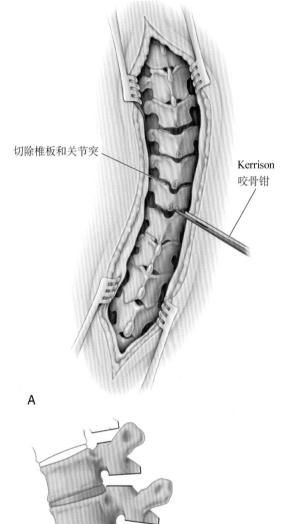

切除椎板和关节突

Kerrison
咬骨钳

A

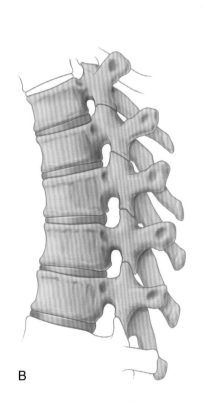

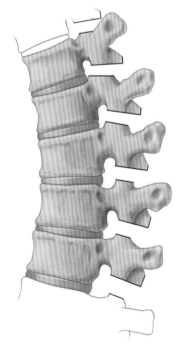

B

手术 40：脊柱后路椎弓根螺钉固定融合术

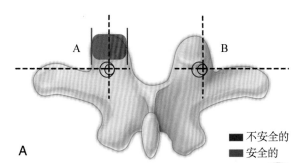

A

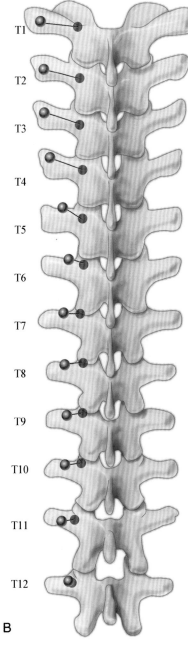

B

不安全的
安全的

A. 节段性椎弓根螺钉的安全放置至关重要。起点不得位于上关节突中点的内侧。（经允许，从 Medtronic Sofamor Danek USA，Inc.，Memphis，Tenn 重绘。）

B. 采用直视下的方法，从头侧到尾侧在不同的胸椎节段置入椎弓根钉入钉点略有不同。TP，横突。（经许可，从 Medtronic Sofamor Danek USA，Inc，Memphis，Tenn 重绘。）

水平	从头至尾侧入钉点
T1	横突中点
T2	横突中点
T3	横突中点
T4	横突上 1/3
T5	横突上 1/3
T6	横突上 1/3
T7	横突近侧
T8	横突近侧
T9	横突近侧
T10	横突上缘至上 1/3 交界处
T11	横突上 1/3
T12	横突中点

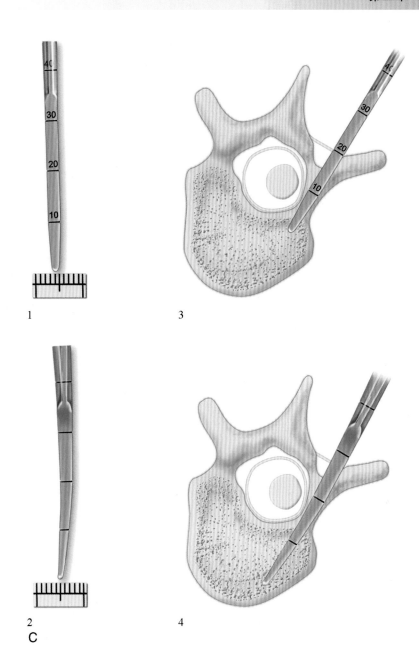

C.1 和 2:准备的椎弓根螺钉入点应从计划固定的最远端节段开始,然后移向头侧节段。可以使用徒手技术或放射线透视引导技术。用汽车换挡杆形的胸椎开路锥(锥尖为 2mm、钝头、略带弯曲)插入椎弓根制备钉道。

3:为避免穿透内侧壁,当进入椎弓根时,开路锥尖最初指向外侧。

4:插入到 15~20mm 后,将开路锥的尖端反转(内侧方向),根据椎体节段,继续钻入椎体至 30~40 mm 的深度。钻出钉道后,用球头探针触诊椎弓根四个壁和底部(椎体前部)。测量的深度约等于所需螺钉的长度。(摘自 Kim YJ,Lenke LG,Bridwell KH,et al:Free hand pedicle screw placement in the thoracic spine:is it safe? Spine 29:333,2004.)

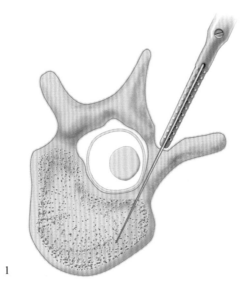

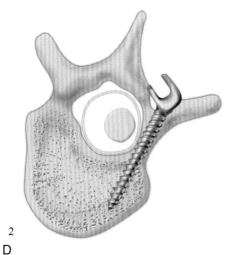

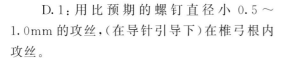

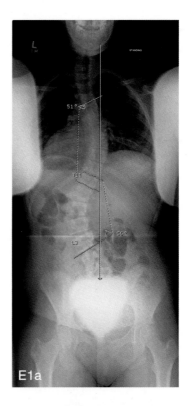

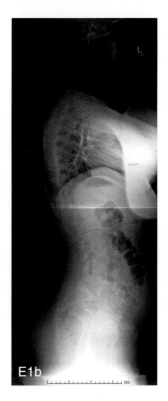

D. 1：用比预期的螺钉直径小 0.5 ～ 1.0mm 的攻丝，（在导针引导下）在椎弓根内攻丝。

2：然后用手慢慢置入螺钉。

E. 所有螺钉均已置入。

1a 和 1b：术前 Lenke 分型为 6C 侧弯患者的前后位（AP）和侧位片。

2：透视图像显示腰椎螺钉放置准确。

3：腰椎螺钉。

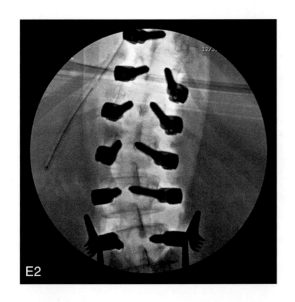

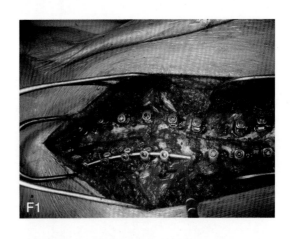

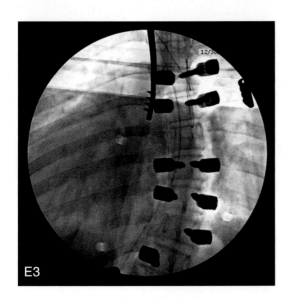

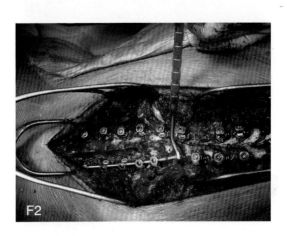

F.1:放置一个预弯为凸形的临时右侧腰椎棒。

2:将临时右侧腰椎棒旋转后。

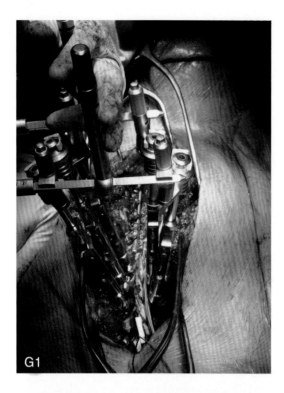

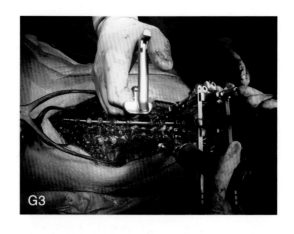

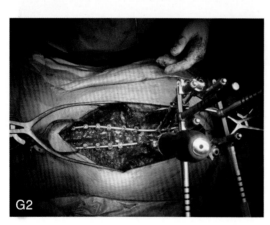

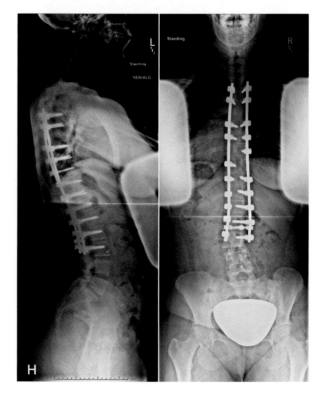

G.1：当临时的右侧腰椎固定棒放置在适当的位置后，再放置左侧最终固定棒，棒被预弯成胸椎右后、腰椎左前弯。

2：在左杆就位的情况下，通过整体旋转技术执行顶椎去旋转操作。

3：左杆就位。

H. 术后 2 年的最终 AP 和侧位片显示 AP 和侧位平面矫正良好。

手术 41：骶髂螺钉固定术

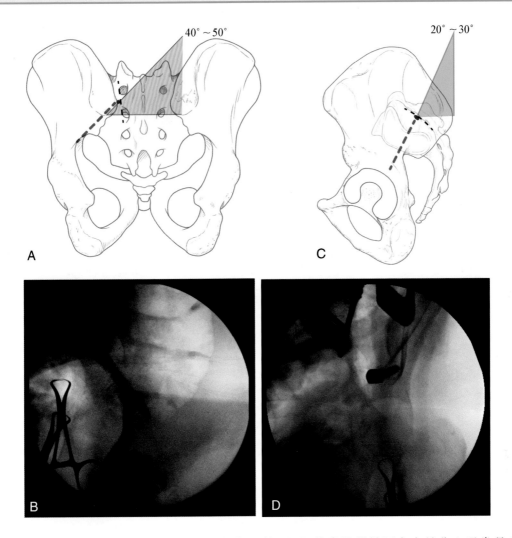

在神经肌肉性脊柱侧凸及其他涉及骨盆倾斜的情况下，将脊柱器械固定在骨盆上通常是必要的。目前，所述技术因其外形小、固定稳定而被首选。

手术技术

从骶骨后部剥离肌肉后，识别出第一和第二骶骨背孔。

A. 在两孔外侧缘的假想连线上，入钉点位于两个孔中点。相对于连接髂后上棘的水平线，锥尖指向外下方达到 40°～50°，而从直接侧位投影显示，应为 20°～30°的尾倾。

B. 在透视引导下，推进锥子的操作，不但需要侧位，也要在 AP 投影中进行，以确保获得真实的正交视图。

C. 锥尖指向应如图所示，并使其刚好位于坐骨切迹的外侧和前方，以便最佳固定。AP 视图显示放置良好的螺钉。

D. 从螺钉下方直接投照的透视片可见，螺钉位于髂骨内外骨皮质之间，同时可以看到泪滴且螺钉位于泪滴中心。

手术 42：胸腰段或腰椎侧弯前路内固定术

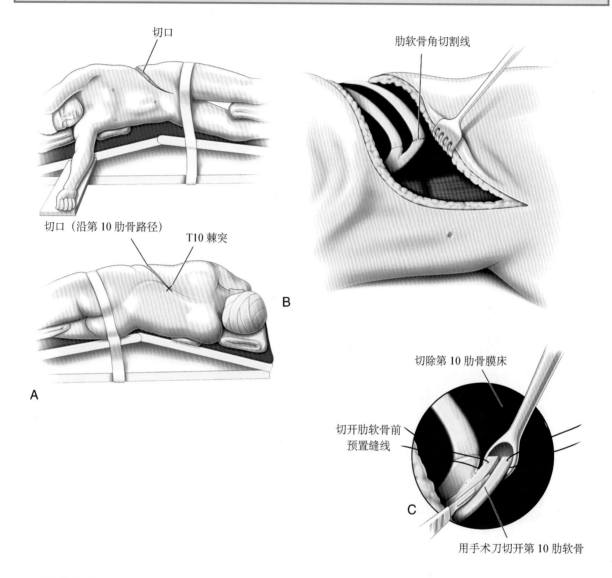

手术技术

这一部分介绍胸腹联合入路显露下胸椎和腰椎的手术方法。

A. 体位。在外科医师的指导下，患者被置于侧卧位（脊柱侧弯的凸侧向上）。在支撑臂的腋下放置一个圆垫。身体由可放气的豆状袋支撑。上臂向前弯曲，稍微外展。手术台可以暂时弯曲（在脊柱侧弯的顶点），以便于椎间盘切除。

方法。为了暴露脊柱，有必要切除一根肋骨。理想的情况下，所切除的肋骨是从头侧紧邻需要固定的最上一节椎体。对于 T11 到 L3 之间的固定，移除第 10 肋骨可以提供充分的暴露。

皮肤切口。切口从 T10（或 T9）棘突外侧开始，沿第 10 肋骨延伸至肋软骨交界处，然后越过腹部上部至腹直肌外侧边缘。在这里，它行向下朝向耻骨联合，停在脐的水平。

B. 将第 10 肋骨在骨膜下游离，在肋软骨交界处分开，然后切除。这就形成了一个更大的工作窗，并提供了自体骨移植的来源。

C. 一旦分开第 10 肋肋软骨，辨别并进入腹膜后间隙。

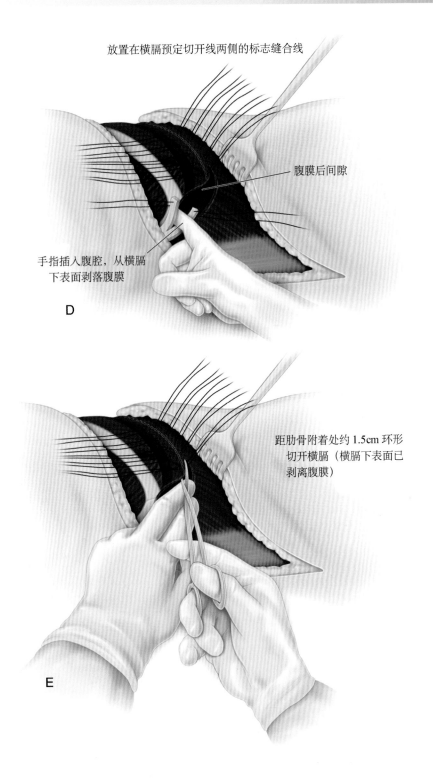

放置在横膈预定切开线两侧的标志缝合线

腹膜后间隙

手指插入腹腔，从横膈
下表面剥落腹膜

D

距肋骨附着处约 1.5cm 环形
切开横膈（横膈下表面已
剥离腹膜）

E

D. 手术者使用手指钝性分离，将腹膜与横膈的下部分开。一旦游离下来，内脏就会安全地远离椎体。标志缝合线被放置在横膈的预定切开线的两侧，该线距离横膈的外围为 1/2～3/4 英寸（1～1.5cm）。放置几个这样的缝合线有助于之后对横膈进行适当的闭合。

E. 从肋骨附着处切开横膈。

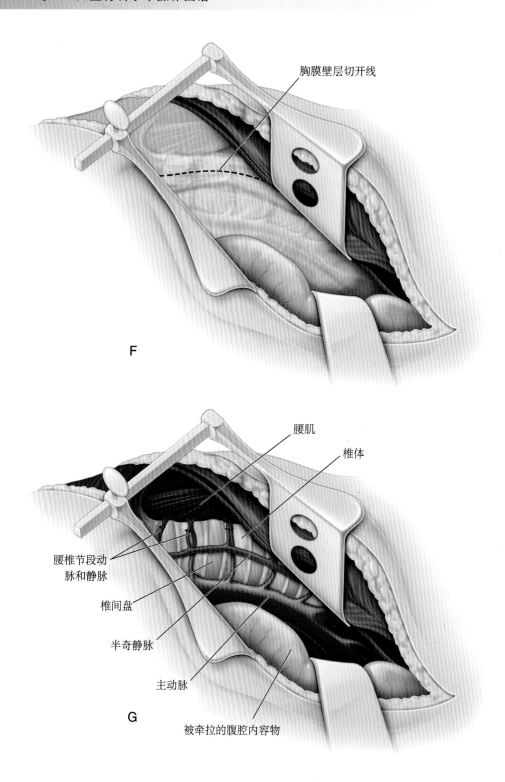

胸膜壁层切开线

F

腰肌

椎体

腰椎节段动
脉和静脉

椎间盘

半奇静脉

主动脉

G

被牵拉的腹腔内容物

F. 接下来,沿包含在融合范围之内的胸椎椎体切开胸膜壁层。

G. 在腰椎区域,将腰大肌从椎体和椎间盘上轻轻抬高并向后牵拉。在每一节需融合的椎体中间结扎节段性血管。主动脉和腔静脉用牵开器保护,前纵韧带用尖刀部分切除。选择融合的每一节椎间盘都用不同型号的髓核钳和刮匙取出。

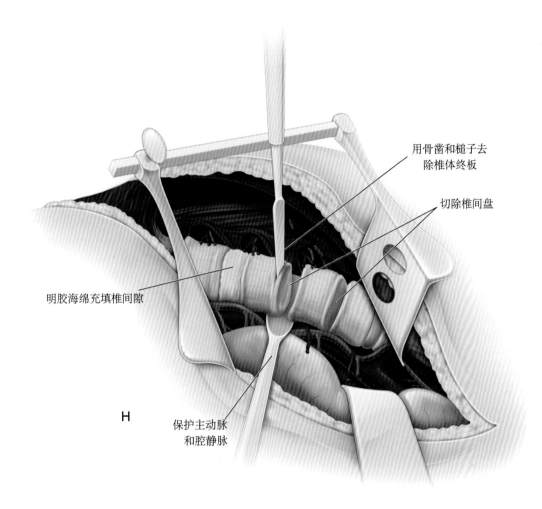

用骨凿和槌子去
除椎体终板

切除椎间盘

明胶海绵充填椎间隙

H

保护主动脉
和腔静脉

H. 用一个刮匙或尖锐的骨凿及槌子,手术者移除椎体的终板软骨和残留的椎间盘。为了矫正后凸,大部分与后纵韧带相连的纤维环组织被切除。然而,对于脊柱侧弯,不需要完全去除外层纤维环。椎间隙以明胶海绵临时充填,以最大限度地减少出血。如果手术台被折弯以便于椎间盘切除,它应该在这个时候被放平。

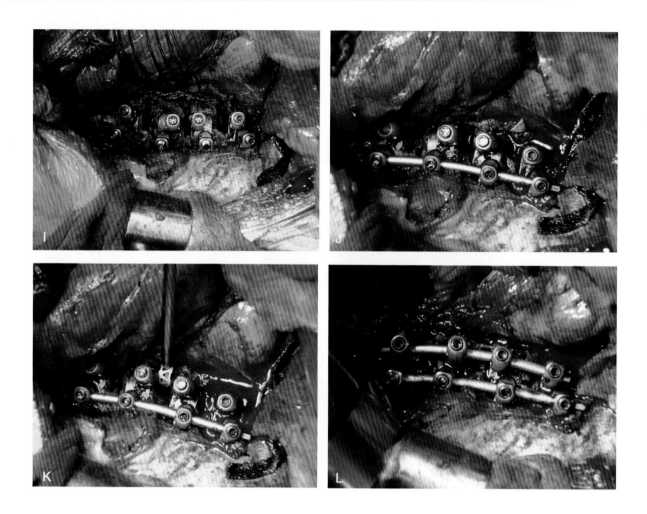

I. 在完全切除椎间盘后,通过一些带有双头钉的导向装置放置双螺钉。图片顶部显示腹部内容物被牵开。

J. 预弯的后棒被安装上去,并进行旋转操作以矫正脊柱侧弯,同时增大腰椎前凸。

K. 在旋棒后,放置前部结构支撑以维持腰椎前凸,帮助纠正冠状面畸形,并增加固定系统的刚度。

L. 放置前杆完成最终固定。

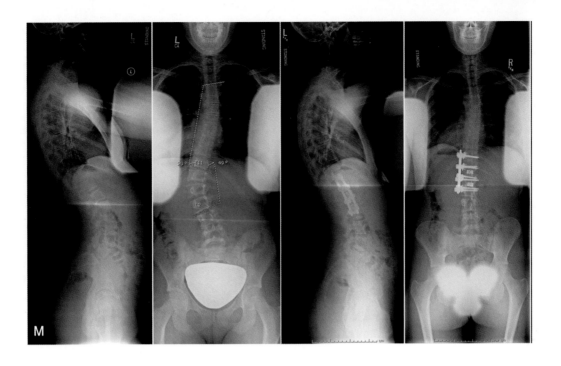

M. 术前和术后 2 年的影像学检查，采用脊柱前路双杆固定融合系统和自体肋骨前路植骨。

　　Green 改良的 Phemister 骨骺阻滞手术是一种古老而彻底的方法。目前大多数外科医师使用 X 线监视下经皮钻孔和刮除或开放式刮除骺板。畸形复发是一种罕见但严重的并发症,外科医师应努力争取完全切除骺板。

　　在股骨近端局灶缺损中,膝关节融合术通过使肢体靠近承重轴来改善功能。通常情况下,要切除股骨远端骨骺,以缩短残肢,以便为带膝关节的假肢中留出空间。

　　目前对先天性垂直距骨的治疗方法是先进行连续石膏固定,以恢复前足的外翻和背屈。如果通过石膏没有使距舟关节完全复位,则可以通过一个相对较小的切口进行距舟关节的开放复位。延长跟腱,必要时延长趾伸肌腱。

　　膝关节平面截肢在儿童中是一个非常重要的功能平面,因为它允许末端负重。患儿通常佩戴没有膝关节的假肢,就能够参加运动。一般需要股骨远端骨骺阻滞以留出假肢中膝关节组件的空间。

手术 43：股四头肌成形术治疗髌骨复发性脱位(Green 手术)

手术 44：便于穿戴假肢的膝关节融合术治疗股骨近端局灶性缺损

手术 45：距跟舟关节背外侧脱位切开复位术(先天性垂直距骨)

手术 46：足底筋膜切开术

手术 47：趾长伸肌跖骨头部移位术(Jones 移位)

手术 48：Dwyer 跟骨外侧楔形截骨术治疗高弓足

手术 49：背侧楔形截骨术治疗高弓足

手术 50：Japas 跗骨 V 形截骨术

手术 51：近端趾间关节切除和关节融合术矫正锤状趾

手术 52：股骨远端骨骺阻滞术(Green 改良的 Phemister 手术)

手术 53：经皮骨骺阻滞术

手术 54：胫骨和腓骨近端骨骺阻滞术(Green 改良的 Phemister 手术)

手术 55：坐骨承重膝上截肢(大腿中段截肢术)

手术 56：膝关节离断术

手术 57：膝下截肢术

手术 58：不干扰胫骨远端骺板的前路踝关节融合术

手术 43:股四头肌成形术治疗髌骨复发性脱位(Green 手术)

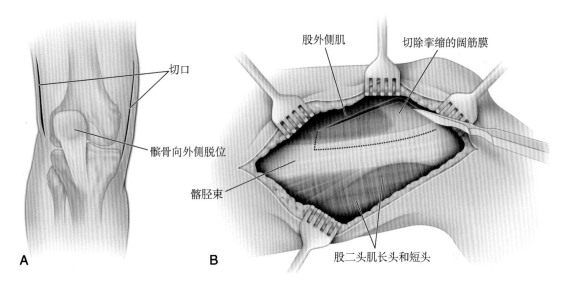

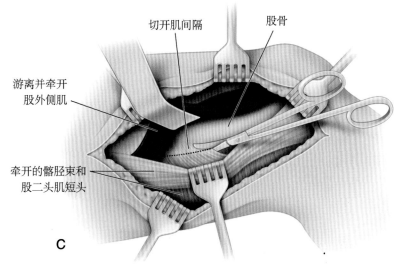

手术技术

A. 手术入路需要两个纵向皮肤切口。第一个切口位于内侧,起自髌骨上极的内侧 3cm、近端 4cm 处,向远端延伸,止于胫骨结节上部内侧 1cm、远端 2cm 处。外侧纵向皮肤切口从髌腱外缘的外侧 2 cm 处的关节线上开始,并向近侧延伸 1～10 cm。这部分图谱中展示的是 J 形切口,我们不建议使用,因为手术瘢痕很难看。分离皮下组织和浅筋膜,分别向内侧和外侧游离皮瓣,露出股四头肌、髌骨、髌腱、髌周支持带、关节囊和髂胫束。

B 和 C. 从距离股骨外侧髁近端 4cm 处开始,切除一段 7.5cm 长的阔筋膜和外侧肌间隔。接着,切开附着在髂胫束上的异常纤维束,从阔筋膜的深面及其股骨的起始处充分游离股外侧肌,使髌骨不受限制地内移。在这一过程中,可能会遇到几个穿动脉的肌支,需要电凝或结扎。

D 和 E. 在后外侧部分纵向切开挛缩的髂胫束、髌骨支持带和外侧关节囊，使髌骨能向内侧移位。纵向切开松弛的内侧关节囊和髌骨支持带，后期再缩紧缝合。将股内侧肌止点连同其肌腱纤维和髌骨骨膜，沿着肌肉前上侧缘和后下缘缘做 U 形切口，将其从髌骨内侧缘和上缘分离。除非要探查关节内部寻找游离体或处理髌骨软骨软化症，否则不切开滑膜。下一步，将髌骨向内侧移位，将内侧关节囊摆成叠瓦状，并用紧缩缝合法牢固闭合。将膝关节完全伸直，同样叠瓦状紧缩缝合髌骨内侧支持带。

F. 将下半部髌骨的前外侧 1/3 表面，用弧形的骨刀和刮匙使之粗糙。股内侧肌腱向外侧和远端转移至髌前滑囊的深部，并与髌腱的外缘缝合。逐层闭合切口，使用塑型良好的管形石膏固定膝关节于中立位或 5°屈曲位。

术后护理

持续管形石膏固定 3～4 周。在此期间，允许患者使用拐杖，三点部分负重行走。通过在坚实石膏中进行等长收缩训练来维持股四头肌的肌力。然后取下石膏，通过屈伸练习逐渐改善膝关节的活动度和肌肉力量。在接下来的 4 周白天，继续佩戴一种膝关节矫形器，它能将髌骨保持在复位后的解剖位置，同时使膝关节处于伸直中立位。拐杖的保护一直持续到股四头肌恢复中等的肌力和膝关节能屈曲 90°为止。

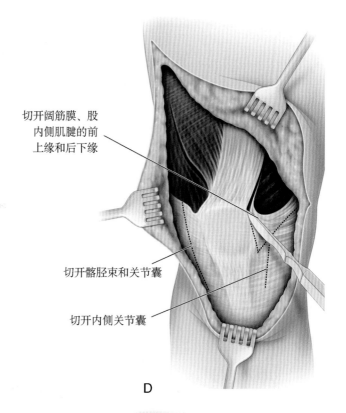

切开阔筋膜、股内侧肌腱的前上缘和后下缘

切开髂胫束和关节囊

切开内侧关节囊

D

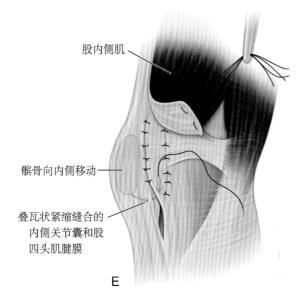

股内侧肌

髌骨向内侧移动

叠瓦状紧缩缝合的内侧关节囊和股四头肌腱膜

E

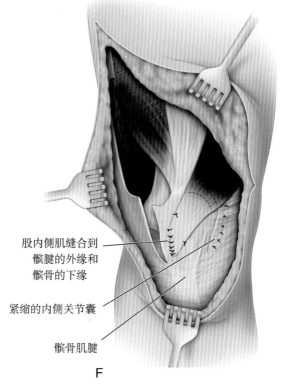

股内侧肌缝合到髌腱的外缘和髌骨的下缘

紧缩的内侧关节囊

髌骨肌腱

F

手术 44:便于穿戴假肢的膝关节融合术治疗股骨近端局灶性缺损

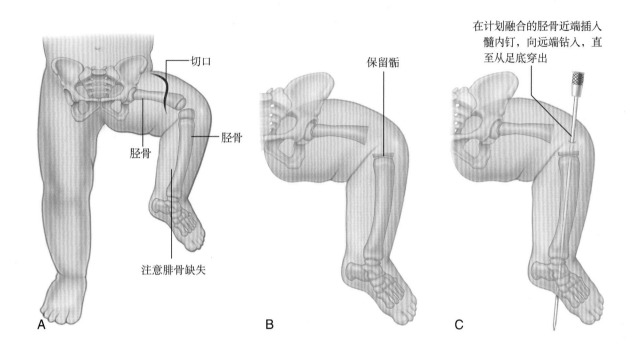

膝关节融合术,通过去除不稳定的中间节段,将股骨近端局灶性缺损的肢体转变为稳定肢体。最初的技术包括 Syme 式踝关节截肢。随后的改良式术式提供了旋转成形术的选择,保留了足。

手术技术

A. 患者仰卧位,做一个前方的 S 形切口,露出股骨下部和胫骨上部的前面。在近端,切口向外侧延伸,露出股骨上段的外侧。

B. 打开膝关节囊和滑膜,用电动摆锯切除胫骨上端关节软骨,直至看到骨骺的骨化核。股骨远端骨骺完全切除。

C. 插入 8mm 髓内钉。首先从胫骨远端插入,然后从脚底穿出。

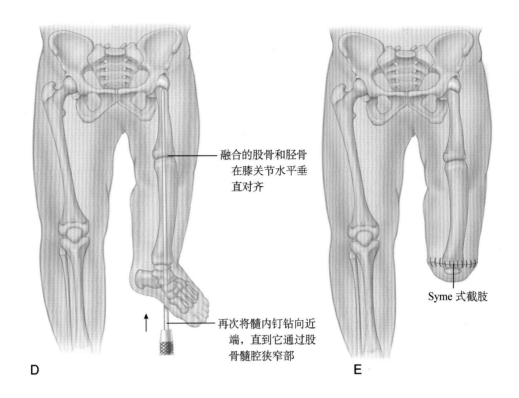

融合的股骨和胫骨
在膝关节水平垂
直对齐

再次将髓内钉钻向近
端，直到它通过股
骨髓腔狭窄部

Syme 式截肢

D

E

　　D. 然后，将钉子插入近端进入股骨，在伸直位使股骨下端和胫骨上骨骺紧密接触。注意保持下肢合适的旋转力线，确保膝关节未在屈曲位融合。髓内钉应位于股骨远端和胫骨近端的骺板中心，以避免发育迟缓。

　　按常规方式闭合切口。用单半个髋人字石膏固定。

　　E. Syme 截肢术可以在此时或以后进行，如果需要的话，6 周后取出髓内钉。

手术 45：距跟舟关节背外侧脱位切开复位术（先天性垂直距骨）

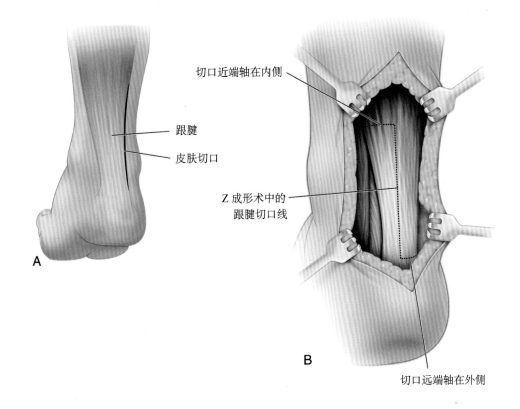

切口近端轴在内侧

跟腱

皮肤切口

Z 成形术中的
跟腱切口线

A

B

切口远端轴在外侧

手术技术

A. 在跟腱外侧做一个纵向切口，从脚后跟开始，向近端延伸 7～10cm。沿皮肤切口方向切开皮下组织和肌腱鞘，拉开切口皮瓣显露跟腱。

B. 在冠状面进行跟腱的 Z 字延长术。用刀将长度为 5～7cm 的一段跟腱，纵向分为外侧和内侧两部分。自跟骨上切断外侧半部分的远端，以防止足跟外翻畸形复发；在近端切断内侧半部分。背屈踝关节，滑动跟腱使之延长，直至马蹄畸形矫正。

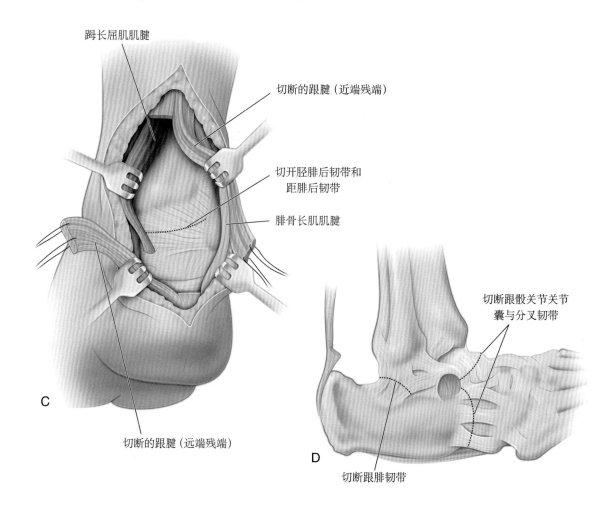

C 和 D. 如有必要,可以切开踝关节和距下关节的后方关节囊。切断跟腓韧带。通过单独的外侧切口切开跟骰关节增厚的关节囊与分叉韧带。Cincinnati 横行切口是一种替代性的手术入路,这些作者更喜欢这种方法。

E. 图示的切口是一个改良的 Cincinnati 切口,经过内踝下方向后略微超过跟腱,向背侧延伸在足舟骨表面略微越过伸肌肌腱。

F 和 G. 辨别、游离胫骨后肌肌腱并在其舟状骨结节止点处切断。用 0 号 Mersilene 缝合线标记肌腱末端,以备稍后缝合。被关节囊和韧带覆盖的距骨头部的关节面,陡峭地指向下方和足底内侧。我们会发现舟骨抵在距骨颈部的背侧面,从而将距骨锁定在垂直位置。注意韧带和关节囊的病理解剖,并计划切口,以便进行牢固的关节囊成形术,来维持距骨在正常的解剖位置。距骨的血供是另一个重要的需要考虑因素;在手术过程中,应小心和温柔地操作,尽可能地减少对距骨血供的破坏。距骨缺血性坏死一直是开放性复位术后潜在的严重并发症。辨别足底跟舟韧带并在远端从其在跟骨载距突的止点处切断,用 0 号 Mersilene 线缝合末端,以备稍后再附着。用 T 形切口显露距舟关节。T 的横支位于胫舟韧带(三角肌韧带的前部)和距舟韧带的背内侧的远端。在舟状骨上保留一部分袖状的关节囊,以便在手术完成后进行重叠缝合。切口的纵支位于下方距骨的头部和颈部。

确定了距骨头部的关节面,并在其中心插入一根粗的带螺纹克氏针。利用克氏针的撬拨和杠杆作用,将距骨的头部和颈部向背侧抬高,用手法将前足跖屈和内翻,使舟状骨和距骨头部的关节面处于正常的解剖位置。

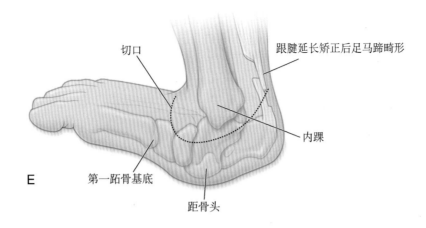

E

切口

跟腱延长矫正后足马蹄畸形

内踝

第一跖骨基底

距骨头

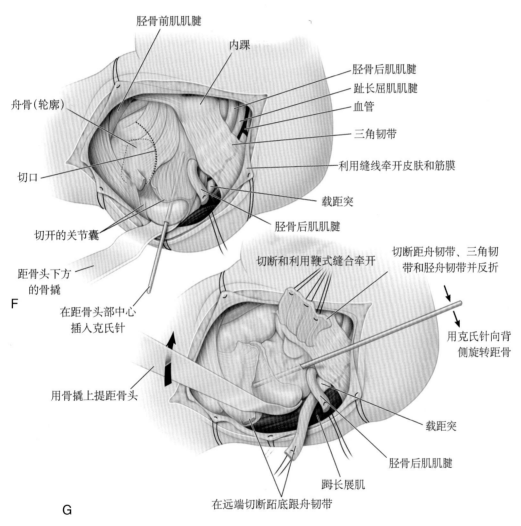

胫骨前肌肌腱

内踝

舟骨（轮廓）

切口

切开的关节囊

距骨头下方的骨撬

F

在距骨头部中心插入克氏针

胫骨后肌肌腱

趾长屈肌肌腱

血管

三角韧带

利用缝线牵开皮肤和筋膜

载距突

胫骨后肌肌腱

切断和利用鞭式缝合牵开

切断距舟韧带、三角韧带和胫舟韧带并反折

用克氏针向背侧旋转距骨

用骨撬上提距骨头

载距突

胫骨后肌肌腱

姆长展肌

在远端切断跖底跟舟韧带

G

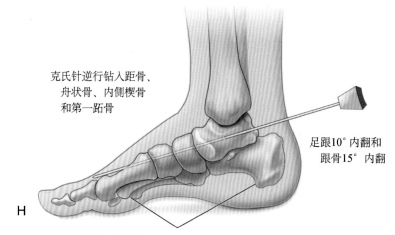

克氏针逆行钻入距骨、舟状骨、内侧楔骨和第一跖骨

足跟10°内翻和跟骨15°内翻

H

在钻入克氏针的过程中，跖屈距骨头和跟骨重建足的纵弓

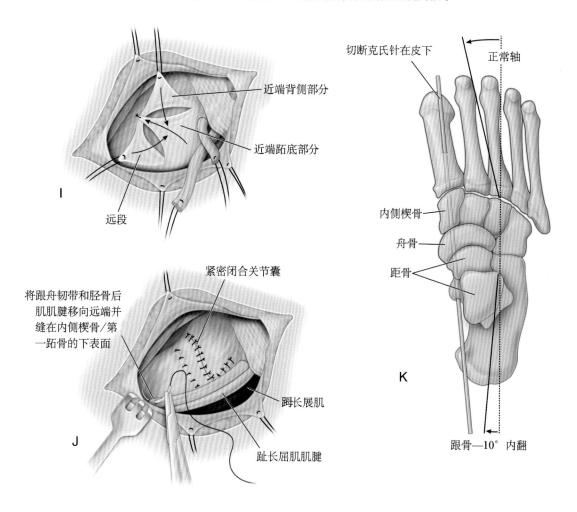

近端背侧部分

近端跖底部分

远段

I

切断克氏针在皮下

正常轴

将跟舟韧带和胫骨后肌肌腱移向远端并缝在内侧楔骨/第一跖骨的下表面

紧密闭合关节囊

内侧楔骨

舟骨

距骨

蹈长展肌

趾长屈肌肌腱

J

跟骨—10°内翻

K

H. 克氏针逆行钻入舟骨、楔骨和第一跖骨，以维持复位。此时拍足部的 X 线片，以验证复位情况。

严重病例中，跟骰和距跟间韧带可能会阻止向外侧半脱位的 Chopart 关节和距下关节的复位。必要时可将它们切断，以便复位。此外，蹈长伸肌、趾长伸肌，偶尔腓骨肌也可能会挛缩。以上结构应该 Z 形延长，以允许将足在跖屈位复位。做这些松解需要延长足背的切口。

I 和 J. 坚固的关节囊成形对于维持距骨和足舟骨的复位和正常的解剖关系非常重要。应通过折叠和重叠其游离缘的方法来紧缩冗余的关节囊下部。首先,将 T 形切开的关节囊的足底近端部分拉向背侧和远端,缝合到远端关节囊背侧角的内表面。接下来,将 T 形切开的关节囊的背侧近端部分拉向足底和远端,越过足底近端部分的关节囊,缝合到远端关节囊跖侧角的内表面。然后,将远端关节囊覆盖在近端关节囊表面,通过间断缝合的方法紧缩距舟关节囊的跖侧面和内侧面。

保持一定的张力,将足底的跟舟韧带缝在第一跖骨基底部。为了收紧距骨头部下方的胫后肌腱,将胫骨后肌肌腱向远端推进,并缝合到第一楔骨的下表面。

为了保持舟骨与距骨的正确关系,可以将胫骨前肌肌腱移位,以提供额外的动力。将胫骨前肌肌腱从其在内侧楔和第一跖骨的止点处切断,并向近侧和内侧游离 5cm。然后更改其走行方向,经过距骨颈部内侧面和距骨头部下方,并用 0 号 Mersilene 缝线固定在距骨和舟状骨的下表面。正常情况下,胫骨前肌肌腱的远端可能在其止点处分叉。作者通常将其第一跖骨的止点保持完整,仅将其在内侧楔形骨处的止点切断。劈开肌腱(如果非正常情况分叉的话),将止于内侧楔形骨的部分转移到距骨的头部和舟骨。有时,在充分的关节囊成形术后,距舟关节的复位足够稳定,而不需要做胫骨前肌肌腱移位来重建对距骨头部的支撑。

K. 然后按常规方式缝合切口。切断固定距舟关节上的克氏针,尾端留在皮下。为了维持跟骨和距骨的正常解剖关系,向跟骨中穿入一枚横向的克氏针,并将其固定石膏中。另一种方法是从脚底向上穿过跟骨进入距骨。作者更喜欢前者,因为它可以控制足跟在石膏中的位置,能同时预防马蹄畸形和后足外翻的复发。用膝上石膏固定患肢于膝关节屈曲 45°,踝关节背伸 10°～15°,脚跟内翻 10°,前足跖屈和内翻位。确保石膏内的纵弓和跟部的良好塑形。

术后护理

在 6 周后拆除克氏针。继续将患足固定在一个行走石膏中 4～6 周,以维持矫形。此后,只对神经系统异常或关节挛缩的儿童,继续的夹板固定是必要的。

手术 46：足底筋膜切开术

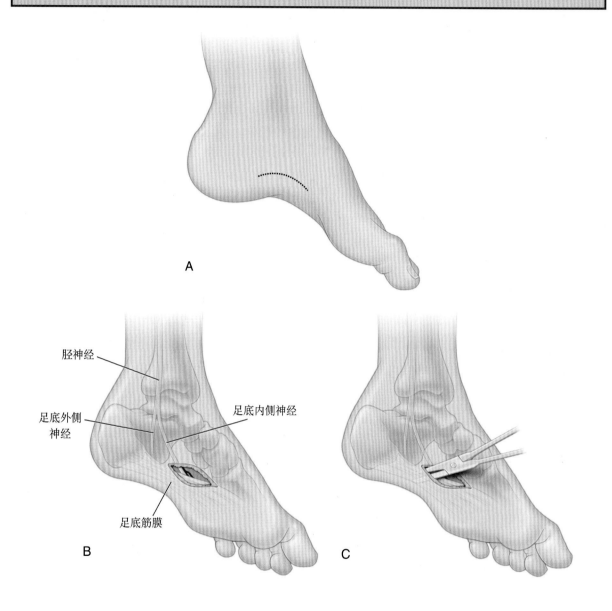

A. 在足底筋膜内侧做一个 1～2cm 的切口，足底筋膜很容易在足底触及。

B. 在切口内可见足底筋膜。

C. 在筋膜的背侧和足底面进行分离，从而保护胫神经的足底分支。然后用剪刀横过足底将筋膜切断。

手术 47:趾长伸肌跖骨头部移位术(Jones 移位)

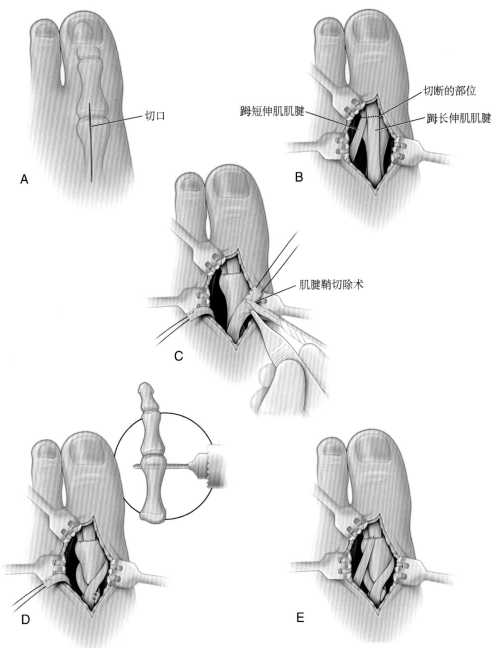

趴长伸肌肌腱穿过跖骨头部的孔并与自身缝合　　蹞短伸肌肌腱缝合到趾长伸肌的残端

A. 在第一跖骨的背内侧从近端趾骨底部到跖骨干的近端 1/4 处做纵向切口。切口应位于蹞长伸肌肌腱内侧,朝向第二跖骨。切开皮下组织,0 号丝线缝合牵拉切口两侧皮瓣。应避免损伤趾神经和血管。

B. 在近端趾骨的基底部识别出蹞长伸肌腱和蹞短伸肌肌腱并切断。另一种方法是保持蹞短伸肌肌腱的止点完整;将蹞长伸肌肌腱的残端缝合到完整的蹞短伸肌肌腱上。

C. 在蹞长和蹞短伸肌肌腱的末端用(00)丝线鞭状缝合。游离蹞长伸肌,用锋利的手术刀尽可能地向近端彻底切除它的腱鞘。

D. 第一跖骨骺板位于其近端,而外侧的四根跖骨的骨骺板位于其远端。将踇长伸肌肌腱转移到第一跖骨的头部。其余足趾的趾长伸肌转移到相应的跖骨干的远端 1/3 处,注意不要干扰生长板。当病人年龄超过 10－12 岁时,所有的肌腱都应转移到跖骨的头部,因为到那时,足的发育几乎停止了。

使用小型 Chandler 牵开器,牵开软组织。不要剥离骨膜。通过骨膜上的一个小切口,在第一跖骨头部的中心钻一个孔,并扩大以容纳肌腱。将踇长伸肌肌腱从内侧到外侧穿过第一跖骨的孔,在前足最大背屈位与自身缝合。

E. 然后将踇短伸肌肌腱缝合到趾长伸肌的残端,将踇趾维持在伸直中立位或 10°背屈位。

用类似的技术来转移其余足趾的趾长伸肌肌腱。在第二和第三跖骨之间及第四和第五跖骨之间进行纵向切口。其余足趾的趾短伸肌肌腱要么缺失,要么太小不足以转移到趾长伸肌的残端。

释放止血带,彻底止血。用间断缝合闭合切口。

术后护理

用一个带坚固的、衬垫充分的趾板的管型石膏固定 4～6 周。跖骨的足底面应加垫以防止溃疡。无需对转移的肌腱进行特殊肌肉训练,因为这是一种同步转移。

手术 48：Dwyer 跟骨外侧楔形截骨术治疗高弓足（见视频 7）

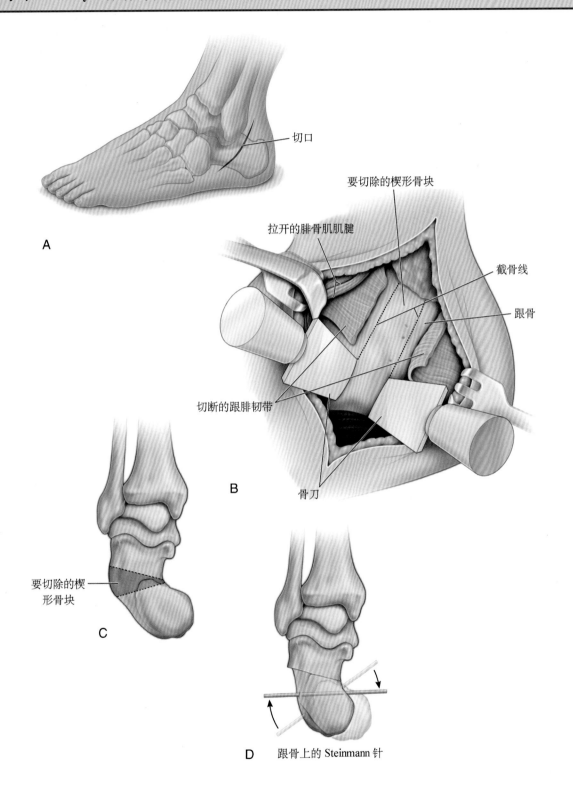

切口

A

要切除的楔形骨块

拉开的腓骨肌肌腱

截骨线

跟骨

切断的跟腓韧带

骨刀

B

要切除的楔形骨块

C

跟骨上的 Steinmann 针

D

　　根据患者的年龄和畸形的严重程度,先通过足底软组织松解或背侧跗骨楔形块切除术矫正足前部马蹄畸形。足跟的高度和大小合适的患者的后足内翻畸形,适合用闭合外侧楔形截骨术矫正。

手术技术

　　A. 在跟骨外侧面、腓骨长肌肌腱后方 1.5cm 处、平行于腓骨长肌肌腱,做一个 5cm 长的斜切口。切开皮下组织,拉开切口皮瓣。

　　B 和 C. 识别腓骨肌肌腱并将其向背侧和远端拉开。切断跟腓韧带,切开骨膜。骨膜下显露跟骨外侧面;放置 Chandler 牵开器,部分显露跟骨的上、下面。用一对足够宽的骨刀,在跟骨上切除一块基底部指向外侧面的楔形骨块。截骨部位位于腓骨长肌肌腱的正下方和后方。应保持跟骨的内侧皮质完整。楔形块基底的宽度取决于足跟内翻畸形的严重程度。

　　D. 接下来,在跟骨的后段横向插入一个 Steinmann 针。将足前部背屈以拉紧跟腱,以 Steinmann 针作为杠杆,闭合跟骨间隙。矫形足跟应有 5°的外翻角度。闭合切口,应用膝上石膏固定,将 Steinmann 针同时固定在石膏内。固定膝关节于屈膝 45°位。

术后护理

　　在 4 周内去除石膏、针和缝合线。然后,继续佩戴膝下行走石膏 2 周,届时截骨处应愈合。

手术 49：背侧楔形截骨术治疗高弓足

跗骨的背面可以通过几种方式来显露。Cole 和 Japas 的方法是在足部中线，以中跗弓（舟楔关节）为中心，做一个 6～8cm 长的背部纵向切口。切开皮下组织，辨识和游离姆长伸肌肌腱。在第二趾和第三趾长伸肌肌腱之间的平面进行分离，辨别趾短伸肌，剥离，将它与腓骨短伸肌一起拉向外侧。将胫骨前肌肌腱和第二趾、姆趾的长伸肌肌腱拉向内侧。切开骨膜，纵向剥离，并分别向内侧和外侧拉开。Meary 的方法是在足背上做两个纵向切口，每个 5～6cm 长。内侧切口与第二跖骨纵轴平行，以中间楔形骨为中心。辨别姆长伸肌肌腱、足背血管和胫骨前肌肌腱，游离解剖，并拉向内侧。外侧切口约 3cm 长，以骰骨中心。辨认腓骨短肌后，将它拉向外侧。

我们使用两个纵向切口，一个是背外侧，另一个是内侧。

手术技术

A 和 B. 做两个纵向皮肤切口。内侧切口长约 5cm，位于足舟骨内侧和第一楔骨的表面、胫骨前肌肌腱和胫骨后肌肌腱之间的间隙。切开皮下组织。将胫骨前肌肌腱拉向背侧；将部分胫骨后肌肌腱从舟状骨结节上松解，并拉向跖侧，显露出足舟骨和第一楔骨的内侧和背部。背外侧切口以骰骨为中心，长约 4cm。辨别趾短伸肌，将之从骨面剥离，并与腓骨短肌腱一起拉向远端和外侧。将趾长伸肌拉向内侧。

C. 然后，通过内侧切口，切开并剥离足舟骨和第一楔骨的关节囊和骨膜。用 Chandler 牵开器把软组织拉向背侧和足底。不应干扰距舟关节囊。如有怀疑，外科医师应进行 X 线透视，以准确定位跗骨。

D 和 E. 用骨刀切除楔形骨块，包括舟楔关节。楔形骨块的基底部在背侧，其宽度取决于要矫正的足前部马蹄畸形的严重程度。骰骨的楔形截骨是通过背外侧切口完成的。

F. 然后将足前部背屈。如果足底筋膜挛缩，则进行足底筋膜切开术。在严重的情况下，也可以切断足底短肌。应将第一楔骨向背侧移位与足舟骨贴附。插入两个 Steinmann 针，以固定跗骨截骨。先将内侧针插入第一跖骨干，向后通过第一楔骨，穿过截骨部位，进入足舟骨和距骨的头部。从后方开始沿跟骨纵轴置入外侧针，穿过跟骰关节，进入骰骨和第五跖骨的基底部。（Meary 用门型钉固定保持截骨后的位置。）拍摄 X 线片来验证针的位置满意，矫正的足前部马蹄畸形固定确实。释放止血带，彻底止血。闭合切口。在皮下剪断 Steinmann 针，并应用膝下石膏固定。

术后护理

足和小腿固定 6 周后，去除石膏、针和缝线。继续佩戴一个新的膝下行走石膏 2～4 周。

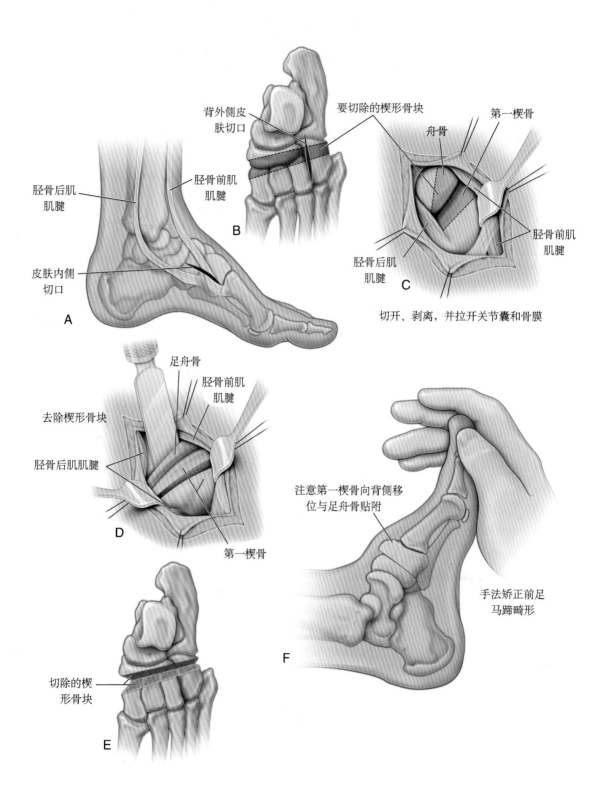

背外侧皮肤切口

胫骨后肌肌腱

胫骨前肌肌腱

皮肤内侧切口

A

要切除的楔形骨块

B

舟骨

第一楔骨

胫骨前肌肌腱

胫骨后肌肌腱

C

切开、剥离，并拉开关节囊和骨膜

足舟骨

胫骨前肌肌腱

去除楔形骨块

胫骨后肌肌腱

第一楔骨

D

切除的楔形骨块

E

注意第一楔骨向背侧移位与足舟骨贴附

手法矫正前足马蹄畸形

F

手术 50:Japas 跗骨 V 形截骨术

手术技术

A. 在跗骨的背侧通过足部中线(即第二和第三跖骨之间)做一长 6～8cm 的纵向切口,以足舟骨和楔骨交界处的跗骨中区为中心。

B 和 C. 切开皮下组织。游离和保护浅表皮神经。辨认和分离趾长伸肌肌腱,在第二趾和第三趾之间的平面进行分离。辨别趾短伸肌,骨膜外剥离,并将它与腓骨肌腱一起拉向外侧。辨别姆长伸肌肌腱、足背血管和胫骨前肌肌腱,游离解剖,并拉向内侧。骨膜外显露截骨术部位。

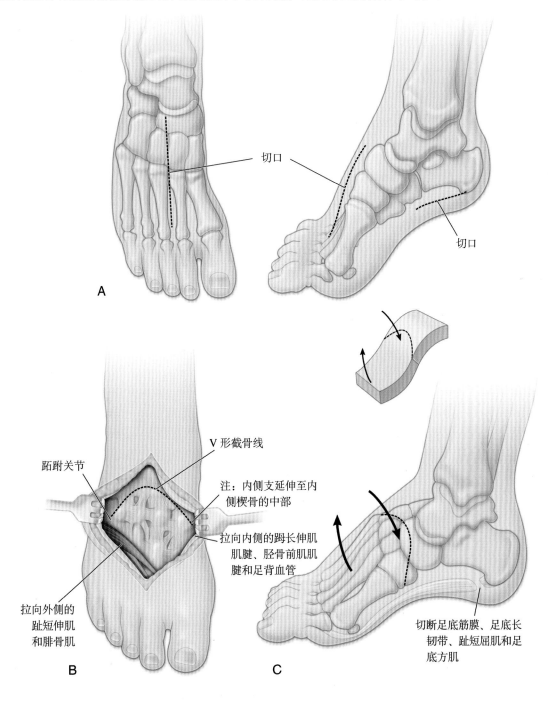

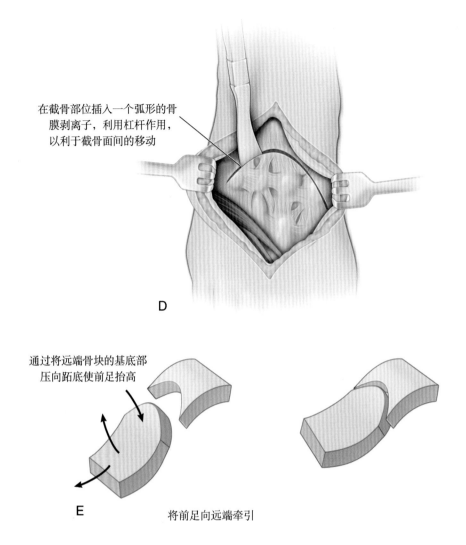

在截骨部位插入一个弧形的骨膜剥离子，利用杠杆作用，以利于截骨面间的移动

D

通过将远端骨块的基底部压向跖底使前足抬高

E　　　　将前足向远端牵引

　　下一步是确定距舟关节。小心！不要损伤中跗关节，损害其功能。如果骨性标志难以辨认，就必须利用 X 线摄片来进行准确定位。不经意地切除部分距骨头会导致无菌性坏死和创伤性关节炎。标记 V 形截骨线。其顶点位于足中线，在高弓形畸形的足弓顶点，其内侧支延伸至内侧楔骨的中部，止在楔骨第一跖骨关节近端，其外侧支延伸至骰骨的中部，止于在骰骨第五跖骨关节近端。通常 V 形截骨线较浅，其形状更像穹顶。

　　D 和 E. 用摆动骨锯开始截骨，并最后用骨刀完成。应避免内侧和外侧支末端出现碎片。接着，在截骨部位插入一个弧形的骨膜剥离子，在足前部施加徒手牵引，以剥离子作为杠杆，将远端骨块的底部压向距侧。这个动作纠正高弓足畸形，并延长了足底凹面。足部不会像切除楔形骨块那样缩短，必要时可以矫正任何外展或内收畸形。

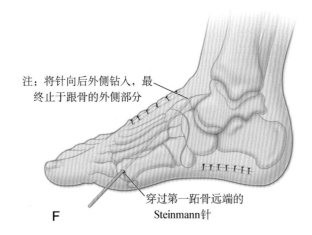

注：将针向后外侧钻入，最
终止于跟骨的外侧部分

穿过第一跖骨远端的
Steinmann针

F

F. 一旦达到理想的力线，立即向第一跖骨的远端置入一枚 Steinmann 针，并将其向后外侧钻入，最终止于跟骨的外侧部分或骰骨。拍摄 X 线片以确保畸形完全矫正。然后放松止血带，止血，用间断缝线缝合切口。在皮下剪断 Steinmann 针，并用膝下石膏固定。

手术 51：近端趾间关节切除和关节融合术矫正锤状趾

手术技术

A. 在近端趾间关节（PIP）背侧，平行于趾长伸肌肌腱并在趾长伸肌肌腱外侧，做一个 3～4cm 的纵向切口。切开皮下组织，将皮瓣拉开。

B. 劈开并拉开趾长伸肌肌腱，露出近端趾间关节囊。保护趾血管和神经免受伤害。在关节囊上做一横切口，广泛显露关节面。

C 和 D. 用咬骨钳，从近节趾骨的头部和中节趾骨的基底部，分别切除基底在背侧的楔形骨块。应切除足够的骨，以便矫正畸形。

E 和 F. 通过逆行置入的克氏针将近节和中节趾骨固定在一起。克氏针不应穿过跖趾骨关节。中节、近节趾骨骨松质表面应充分对合，而且保持正确的旋转对线。通过紧缩缝合牢固闭合关节囊。按常规闭合切口。将克氏针的末端弯曲 90°并剪断，遗留 0.5cm 的残端在皮外。

术后护理

在足趾上裹好石膏敷料保护后，用膝下行走石膏固定。在 6 周内，当 X 线片显示趾间关节融合时，去除钢丝和石膏。

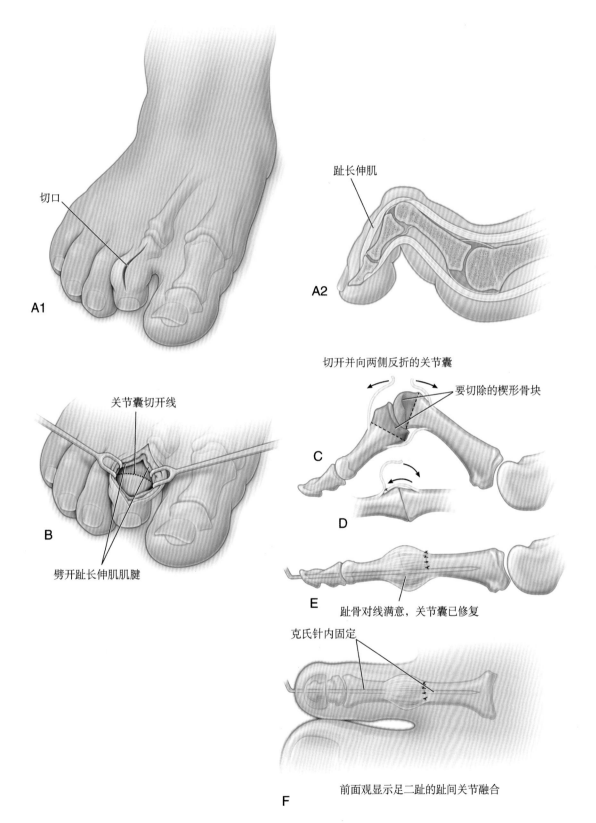

切口

趾长伸肌

A1

A2

关节囊切开线

切开并向两侧反折的关节囊

要切除的楔形骨块

劈开趾长伸肌肌腱

B

C

D

趾骨对线满意，关节囊已修复

E

克氏针内固定

前面观显示足二趾的趾间关节融合

F

手术 52：股骨远端骨骺阻滞术（Green 改良的 Phemister 手术）

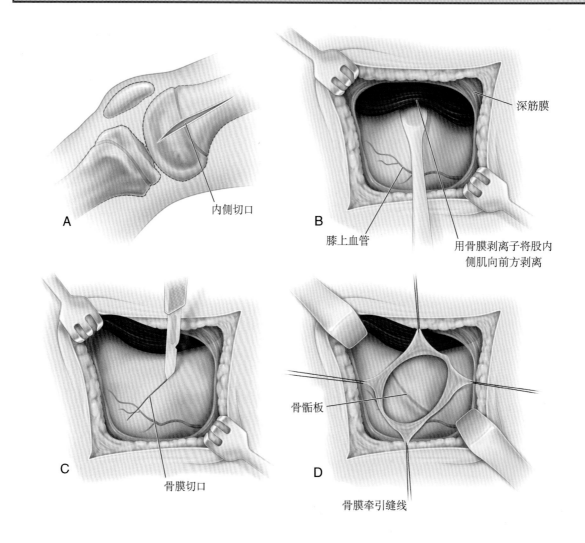

手术技术

A. 将膝关节摆在屈曲 20°～30°位，并确定关节线。首先，显露股骨远端内侧。从关节线上方 1cm 处开始，在股骨髁前、后缘中间做一个大约 3cm 长的纵向切口。沿切口方向切开皮下组织和深筋膜。

B. 沿着内侧肌间隔前表面，用钝性骨膜剥离子将股内侧肌向前剥离。不应将剥离子插入髌骨上囊。在切口下缘，轻柔地剥离膝关节囊和反折的滑膜和并用钝性器械拉向远端。膝上内侧血管横穿切口，最好将其电凝切断，以防止以后出现麻烦的出血。

C. 在骨膜上沿股骨侧中线做一个纵向切口，从近端开始，一直延伸到切口的远端。

D. 通过骨膜下剥离前后方的骨膜瓣，暴露股骨内侧远端的骺板；它看起来是一条白色的、闪烁的横线，比邻近的骨松质更柔软。一些外科医师喜欢在骨膜上做一个纵向的 I 形切口来露出骺板。轻轻拉开骨膜。应避免对骨膜的粗暴牵引和撕裂。如有必要，将剥离子置于股骨远端前后侧的骨膜下，以便充分显露。在切口近端和远端用钝直角牵开器牵开显露。

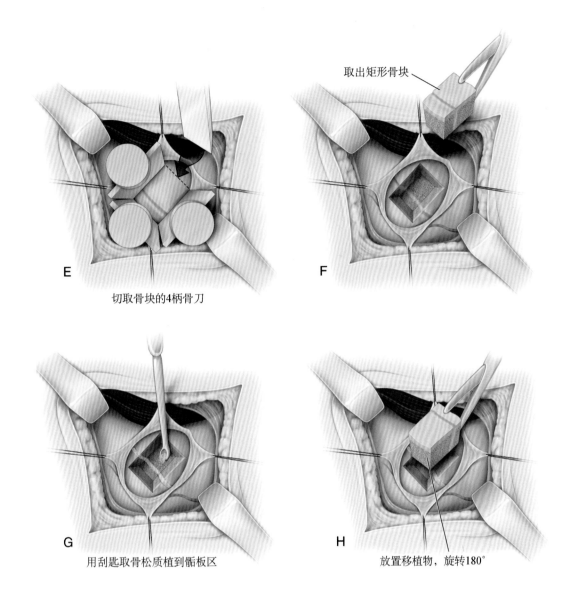

取出矩形骨块

E

切取骨块的4柄骨刀

F

G

用刮匙取骨松质植到骺板区

H

放置移植物,旋转180°

E 和 F. 用匹配成对的骨刀,切除一块长 3～4cm、宽 1.3～1.6cm 的矩形骨块。骨骺板应位于切除骨块长度的远端 1/3 和近端 2/3 的交界处,在股骨前后面等距处。不应折断股骨后皮质。切除的骨块深度为 1.3～1.9cm。由于股骨髁的向下扩张,放置在前方和后方的骨刀应稍微向远端倾斜,使其垂直于股骨内侧面。取下骨刀后,用一个薄的(0.6～0.9cm)骨刀检查截骨的范围是否足够。然后用弧形的骨刀取出矩形骨块。切取骨块时,将骨刀骑跨过生长板操作,防止骨块在骨骺板处断裂。

G. 用刮匙向前方、后方和远端刮除骺板。应记住,股骨远端骺板朝向下方。柔软的骺软骨板可作为其方向的导引。从近端骨床取骨松质骨粒,并填充到由骺板刮除所造成的缺损中。

H. 然后将取出的矩形骨块,末端旋转 180°,重新原位回植。

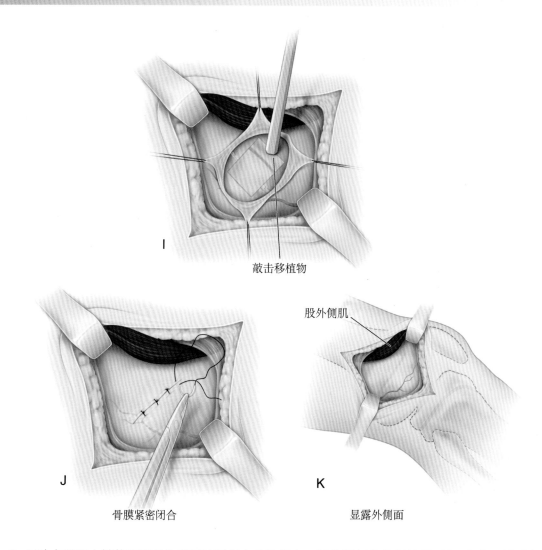

I

敲击移植物

J

骨膜紧密闭合

股外侧肌

K

显露外侧面

I. 用冲击器和木槌使矩形骨块牢固地固定在骨缺损中。因为骺板的位置较低,所以应向远端进行敲击。

J. 用间断缝合法紧密闭合骨膜。重要的是不要将髌骨支持带与骨膜缝合在一起,因为这样做会使其短缩,从而限制膝关节运动。在膝关节伸直位缝合骨膜。

K. 在外侧面重复相同的步骤。

术后护理

用敷料加压包扎切口。用膝关节固定器固定患肢于伸直位。术后早期,应仔细观察患者是否有过度肿胀导致敷料包扎过紧的迹象。尤其是全膝关节骨骺阻滞术后或出现急性血肿的患者,这种情况极有可能发生。在这种情况下,必须切开或松开敷料。

只要术后患者感觉不适的程度能忍受,就应尽快地进行直腿抬高练习和用拐杖负重。平时不需要增高鞋垫的明显下肢不等长的患者,如果其长腿固定在伸直位后行走困难,现在可能需要一个增高鞋垫。术后1周,去除敷料,并对膝关节进行主动活动范围和力量练习。如果病人有大的、不舒服的血肿,应该进行抽吸;较少的积液无需特殊处理。术后4~6周对患者进行评估,以确保膝关节的运动范围完全恢复。膝关节活动范围恢复缓慢的患者可能需要有指导的物理治疗。在恢复膝关节力量和活动范围后,患者可以恢复正常活动,这通常是在手术后6~8周。

应定期对患者进行放射学摄片随访,直至骨骼发育成熟,观察到对称、完全的骺板闭合,并评估骨骺阻滞后对肢体不等长的影响。

手术 53:经皮骨骺阻滞术

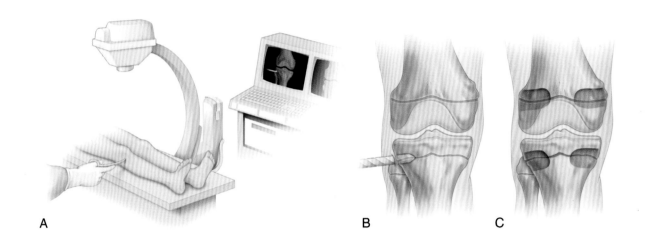

A   B   C

手术技术

患者被放置在一个透放射线的手术台上,通过放射线透视对骺板进行定位。

A. 切口位于股骨或胫骨前后面中间的骺板上。用一个小刀片做一个穿刺切口,用止血钳来分离深部组织到骨面。经透视证实,将直径为 0.6cm 的钻头抵在骺板上。钻头穿过胫骨或股骨的中心,并成一定角度,去除前后的骺软骨。在影像增强器监视下,用直的和弯的刮匙朝向骺板的上方或下方反复做扫掠动作,去除骺板。也应切除前后方的骺板,注意操作器械不要离开两侧的皮质。

B. 在内侧面和外侧面进行同样的操作。如果要切除腓骨,则应采用前切口和直视下操作,以避免腓总神经损伤(C)。

手术 54：胫骨和腓骨近端骨骺阻滞术（Green 改良的 Phemister 手术）

手术技术

A. 患者仰卧或半侧位。在膝关节下面放一张无菌的折叠床单作为支撑。确定膝关节线、腓骨头和胫骨结节。在胫骨结节和腓骨头的中间位置做一个 30°斜切口，开始于关节线下方约 1cm 处和腓骨头前方 1cm 处，并向远端和前方延伸 5cm。切开皮下组织，向切口两侧游离皮瓣后和拉开。

B 和 C. 腓骨头与胫骨近端骺板平齐。辨别膝关节囊、股二头肌肌腱止点、膝腓侧副韧带。

在腘窝内，腓总神经位于股二头肌内侧缘附近，然后向远端外侧走行于在腓肠肌外侧头和二头肌腱之间。在腓骨头的后面，神经位于皮下。在腓骨长肌在腓骨头颈部的起始处，腓总神经向前绕过腓骨颈，然后深入腓骨长肌，发出分支构成腓浅神经和腓深神经。

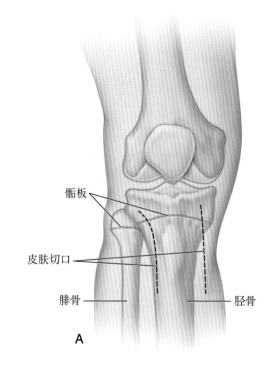

A

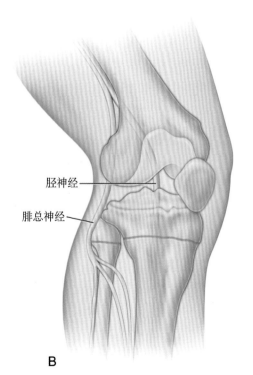

B

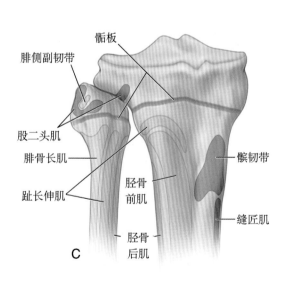

C

在腓骨和胫骨近端的肌肉起点和止点

D. 从弓状线上,连同一部分骨膜将趾伸肌、蹬长伸肌和胫骨前肌的起始部套袖样剥离。用骨膜剥离子,将腓骨长肌的起始部从腓骨头上剥离。将剥离范围保持在腓骨头前方,可防止神经损伤。

E 和 F. 确定腓骨近端骺板的位置。接着,在腓骨头的前部做纵向切口,并向远端延伸,以包括骺板。或者,从腓骨近端,跨过骺板两侧,取下一块矩形骨块(0.6cm 宽,1.3cm 长)。3/4 的骨块长度包括腓骨头,因此只有 1/4 的骨块长度包括干骺端。将骺板彻底刮掉,将矩形骨块骨端颠倒(180°),将骨块安全地放回植骨床。笔者只是从前向后把生长板刮除。

进行腓骨骨骺阻滞时,已经显露出胫骨近端骺板的外侧面。在胫骨外侧面前后缘中间做纵向切口。剥离骨膜,以类似先前描述的股骨远端骨骺阻滞技术的方式切取矩形骨块。骨骺阻滞步骤与手术 52 G 至 K 中所述的股骨远端骨骺阻滞术的步骤相同。

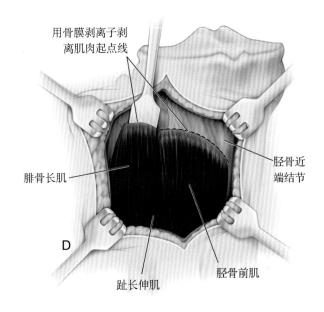

反折向远端的腓骨长肌、趾伸肌和胫骨前肌

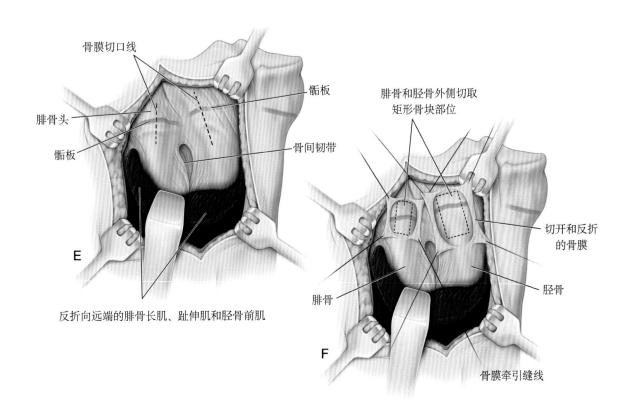

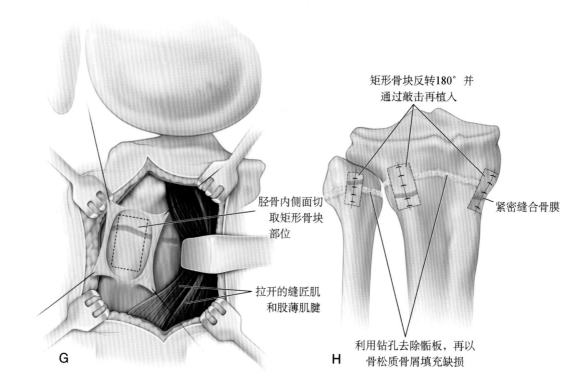

G

H

（图中标注：）

矩形骨块反转180°并通过敲击再植入

紧密缝合骨膜

胫骨内侧面切取矩形骨块部位

拉开的缝匠肌和股薄肌腱

利用钻孔去除骺板，再以骨松质骨屑填充缺损

G 和 H. 在胫骨近端内侧做一个约 3cm 长的纵向切口显露骺板，切口从关节线远端 1cm 处开始，并在胫骨近端结节和胫骨后内侧缘之间向远端延伸。沿皮肤切口方向切开皮下组织和深筋膜。剥离部分缝匠肌腱前缘和胫侧副韧带，并拉向后方。

胫骨近端的骺板阻滞步骤遵循股骨远端骺板阻滞术中描述的步骤。从胫骨上取下的矩形骨块，通常宽 1.3cm，长 1.9cm，比从股骨上取下的骨块要小。在伤口闭合之前，释放止血带，彻底止血。

术后护理

伤口闭合后，使用加压敷料包扎和膝关节固定器。术后处理与股骨远端骨骺阻滞术相同。总的来说，胫骨和腓骨近端骨骺阻滞术后与股骨远端骨骺阻滞术后相比，关节内出血的发生率低，运动范围恢复更迅速、更确定。

手术55:坐骨承重膝上截肢(大腿中段截肢术)

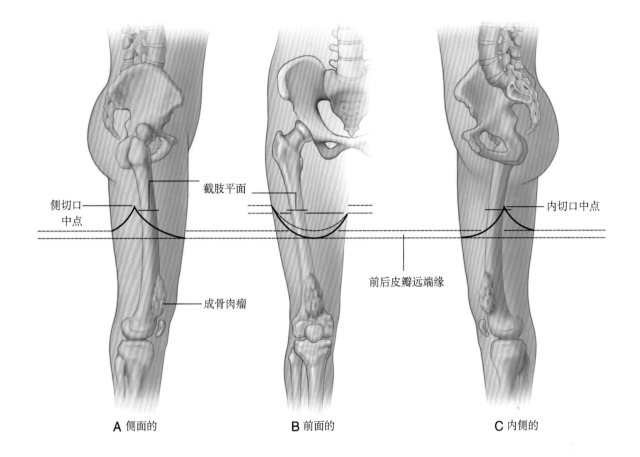

A 侧面的　　　　　B 前面的　　　　　C 内侧的

根据术前影像学测量结果决定截肢水平。测量值是从大转子的顶部到截肢平面的距离和膝关节线到截肢平面的距离。如果截肢的平面足够低,可以用气动止血带止血。在同侧臀部下方放置沙袋。

标记以下区域:①截肢的预期截骨线;②高出截骨线1cm水平处的大腿内侧面和外侧面的中点;③前切口和后切口的远端边界。

根据经验决定最后一项;在预期的截骨水平,前后皮瓣的总和长度略长于大腿的直径,前皮瓣的长度是后皮瓣长度的2倍。

A～C.皮肤切口从大腿内侧的中点开始,轻微地弧向前和向下到前切口的远端边界,并呈凸形向外上到大腿外侧的中点。后切口从与内侧切口相同的起点开始,延伸至后皮瓣的远端边缘,并弧向近端至大腿外侧中点。

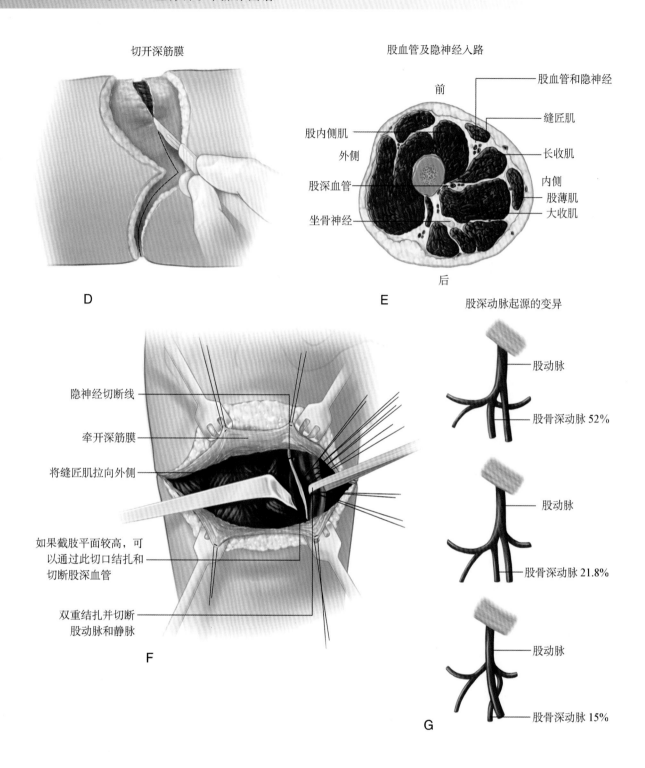

切开深筋膜

股血管及隐神经入路

前

股血管和隐神经

缝匠肌

股内侧肌

长收肌

外侧

内侧

股深血管

股薄肌

大收肌

坐骨神经

后

D

E

股深动脉起源的变异

股动脉

股骨深动脉 52%

隐神经切断线

牵开深筋膜

将缝匠肌拉向外侧

股动脉

股骨深动脉 21.8%

如果截肢平面较高，可
以通过此切口结扎和
切断股深血管

双重结扎并切断
股动脉和静脉

股动脉

F

股骨深动脉 15%

G

　　D. 沿皮肤切口方向切开皮下组织和深部筋膜，掀起的前后皮瓣在截肢平面附近反折向近端。

　　E～G. 辨认股血管和隐神经。它们位于缝匠肌深部，长收肌和股内侧肌之间。在大收肌、长收肌
和股内侧肌之间，股骨深部血管与股骨相邻。如图 G 所示，股深动脉的起源有变异。游离股动脉和静
脉，用粗的丝线双重结扎，并切断。将隐神经向远端牵拉并用锋利的手术刀切断。如果截肢平面较高，
可以通过前内侧入路结扎和切断股深血管。

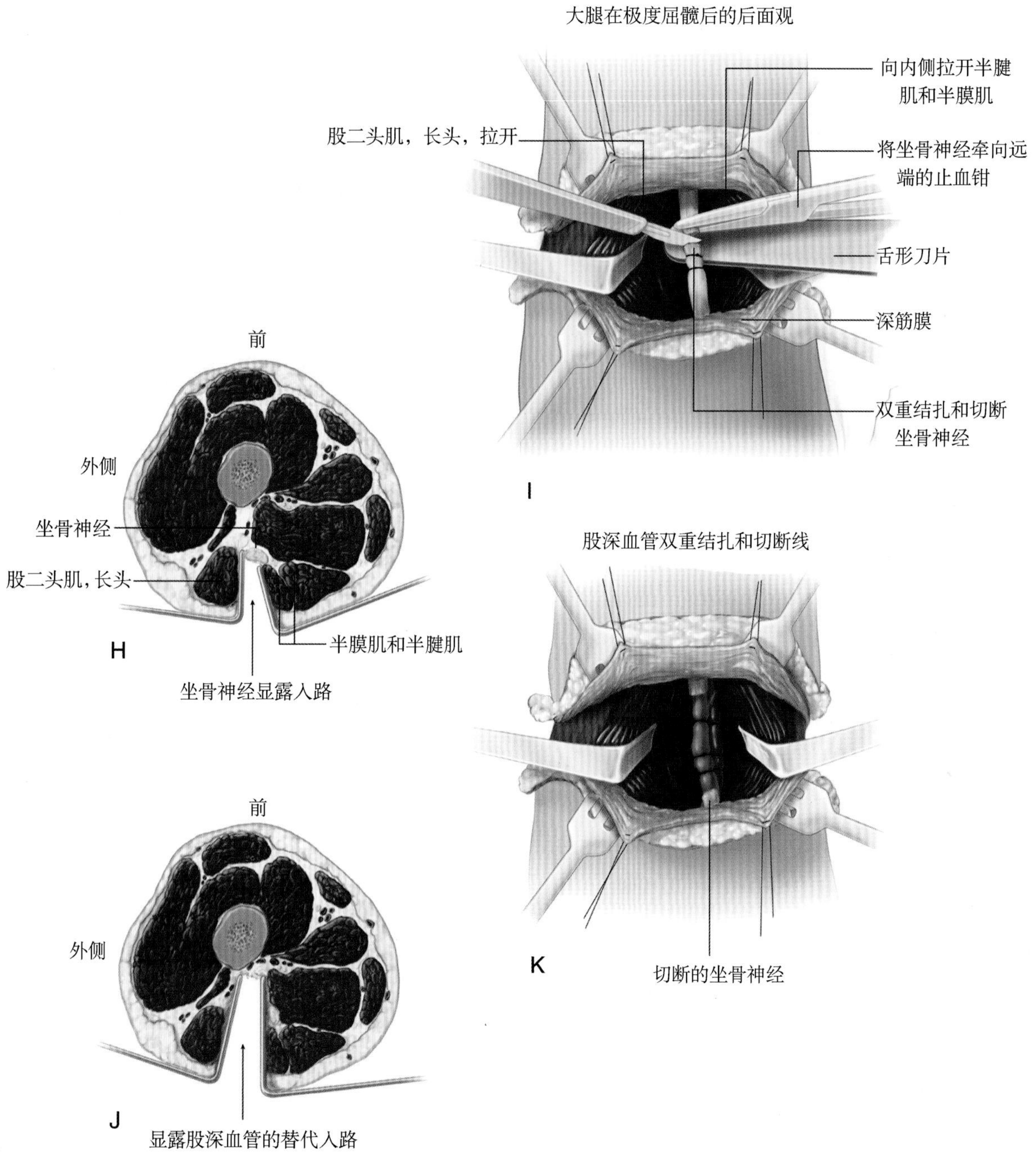

大腿在极度屈髋后的后面观

向内侧拉开半腱肌和半膜肌

股二头肌，长头，拉开

将坐骨神经牵向远端的止血钳

舌形刀片

深筋膜

双重结扎和切断坐骨神经

I

前

外侧

坐骨神经

股二头肌，长头

半膜肌和半腱肌

H

坐骨神经显露入路

股深血管双重结扎和切断线

K

切断的坐骨神经

前

外侧

J

显露股深血管的替代入路

　　H 和 I. 极度屈曲髋关节以显露后部结构。在内侧腘绳肌的内侧和股二头肌长头的外侧之间显露坐骨神经。轻轻地向远端牵拉坐骨神经，布比卡因浸润、结扎，并用舌形刀片锐性切断。

　　J 和 K. 显示当截肢平面在远端时，经后入路处理股深血管。

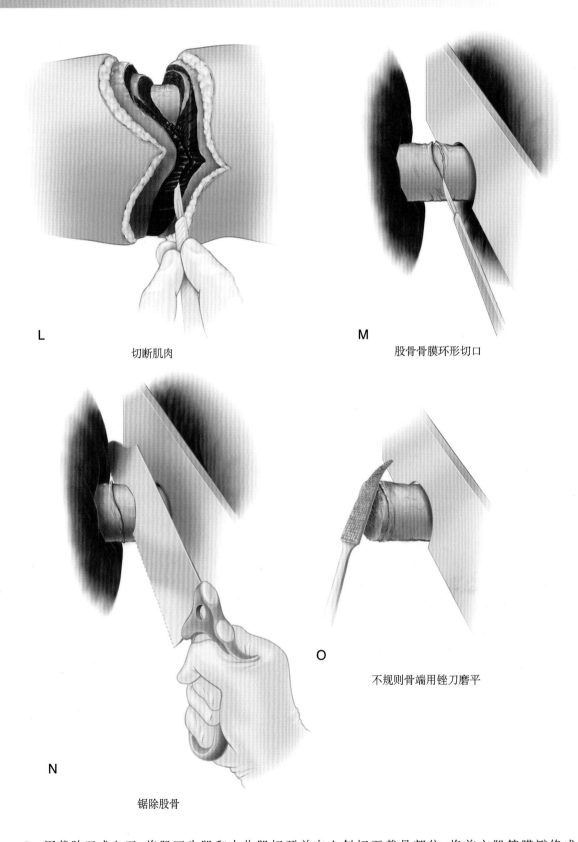

L
切断肌肉

M
股骨骨膜环形切口

N
锯除股骨

O
不规则骨端用锉刀磨平

L. 用截肢刀或电刀,将股四头肌和内收肌切开并向上斜切至截骨部位,将前方肌筋膜瓣修成约1.5cm厚。横向断开后方肌肉。必要时钳夹并结扎股血管的肌支。

M. 近端肌肉用截肢软组织保护器向上拉开,环形切开骨膜。

N. 用锯在骨膜切口远端截断股骨。

O. 用咬骨钳切除粗线的突起,用锉刀锉平骨端。用生理盐水冲洗切口,冲去所有松动的骨碎片。

P. 在切口上用温热覆料覆盖,放松止血带。5分钟后,检查残端彻底止血。

Q. 将前方的肌筋膜瓣和后方的肌筋膜瓣拉向远端,并以间断缝合的方式缝合筋膜层。在伤口中放置引流导管,并连接到一个封闭的吸引器上。

R. 皮下组织和皮肤按常规方式闭合。一些中心在手术室进行即时假体安装。其他中心在术后开始使用夹板并在第二天更换成加压软敷料。

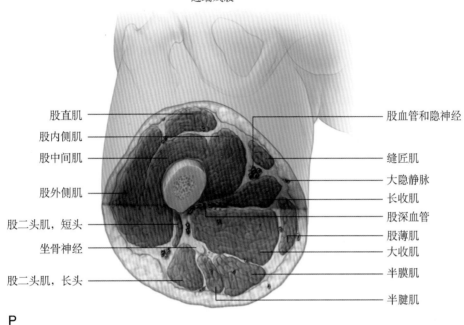

近端残肢

股直肌　股血管和隐神经
股内侧肌　缝匠肌
股中间肌　大隐静脉
　　　　　长收肌
股外侧肌　股深血管
股二头肌,短头　股薄肌
坐骨神经　大收肌
股二头肌,长头　半膜肌
　　　　　半腱肌

P

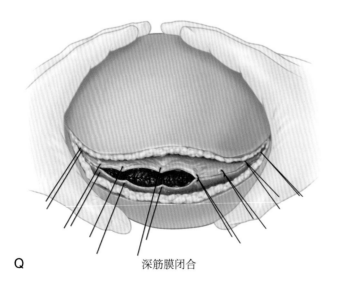

Q　深筋膜闭合

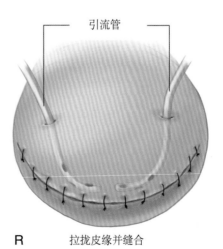

引流管

R　拉拢皮缘并缝合

手术 56：膝关节离断术

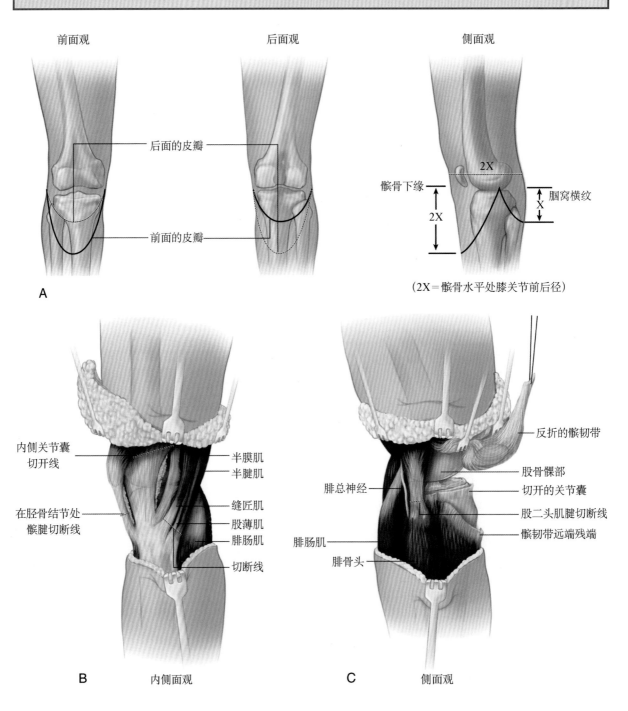

前面观　　　　　　后面观　　　　　　侧面观

后面的皮瓣

前面的皮瓣

髌骨下缘　　2X　　腘窝横纹

2X

（2X＝髌骨水平处膝关节前后径）

A

内侧关节囊
切开线

在胫骨结节处
髌腱切断线

半膜肌
半腱肌

缝匠肌
股薄肌
腓肠肌
切断线

B　内侧面观

反折的髌韧带

腓总神经

股骨髁部
切开的关节囊
股二头肌腱切断线
髌韧带远端残端

腓肠肌

腓骨头

C　侧面观

　　将患者摆在侧卧位，这样术中可以很容易地转到仰卧位、俯卧位或半侧位。手术中采用气动止血带控制出血。

　　A. 将皮肤切口设计成前长和后短的两个皮瓣；使手术瘢痕位于后部，远离负重皮肤。测量从髌骨下极到皮瓣远端的距离作为皮瓣的长度，前皮瓣的长度等于膝关节前后径，而后皮瓣的长度则是前皮瓣的一半。切口的内侧和外侧近端起点位于关节线水平、膝关节直径前 2/3 和后 1/3 交界处。包括皮下组织和深筋膜，全层掀起前方、后方皮瓣。

B. 显露膝关节内侧面和胫骨近端。辨认缝匠肌、股薄肌、半膜肌和半腱肌的肌腱,分别用 0 号丝线鞭式缝合、标记,并在其胫骨止点处切断。在胫骨结节处切断髌腱。在近端靠近股骨髁处切断前、内侧关节囊和滑膜。

C. 显露膝关节外侧面。切断髂胫束,在腓骨头附着处切断股二头肌肌腱。在关节线上方切开外侧关节囊和滑囊。

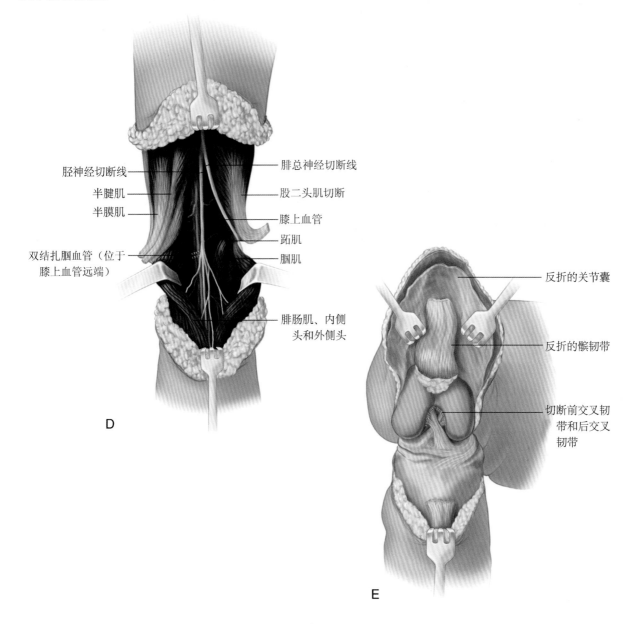

胫神经切断线	腓总神经切断线
半腱肌	股二头肌切断
半膜肌	膝上血管
	跖肌
双结扎腘血管(位于膝上血管远端)	腘肌
	腓肠肌、内侧头和外侧头

D

反折的关节囊

反折的髌韧带

切断前交叉韧带和后交叉韧带

E

D. 现在将病人转为半俯卧位,露出腘窝。通过钝性解剖来寻找腘血管;腘动脉和静脉分别在膝上分支起点的远端双结扎并切断。将胫神经和腓总神经拉向远端,用锐利手术刀切断,任其断端回缩向近端。骨膜外游离腓肠肌内侧头和外侧头,并从股骨髁后部剥离。不应损坏股骨远端骨骺板。切断跖肌腱和腘肌、腘斜韧带、膝关节囊后部和半月板股骨韧带。

E. 患者处于半仰卧位,极度屈曲膝关节。找到交叉韧带并切断,完成截肢。释放气动止血带,彻底止血。

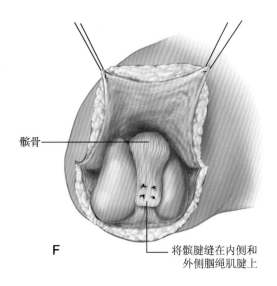

髌骨

将髌腱缝在内侧和
外侧腘绳肌腱上

F

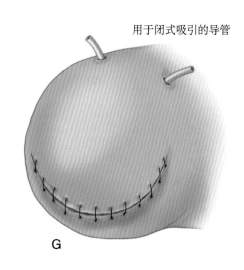

用于闭式吸引的导管

G

F. 在髁间切迹处将髌腱缝在内侧和外侧腘绳肌腱上。在儿童中,通常不切除髌骨,并且不应该对股骨髁进行修形,因为有损坏生长板的危险。没必要进行滑膜切除。

G. 在切口内放置两个导管进行闭合吸引。间断缝合前、后皮瓣的深筋膜和皮下组织,皮肤按常规方式闭合。

手术 57：膝下截肢术

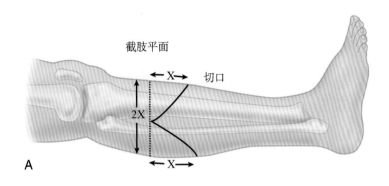

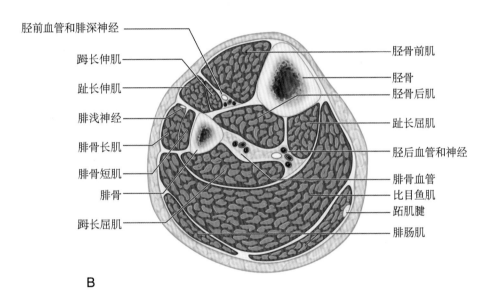

术前决定截肢平面。患者仰卧时，在大腿近端应用气动止血带。

A 和 B. 在皮肤上标出前、后皮瓣的切口，测量腿部截骨平面处的前后径。因为瘢痕的位置在假体装配方面并不重要，前方皮瓣可以比后方皮瓣长一点，或者长度相等。每个皮瓣的长度是腿前后径的一半。

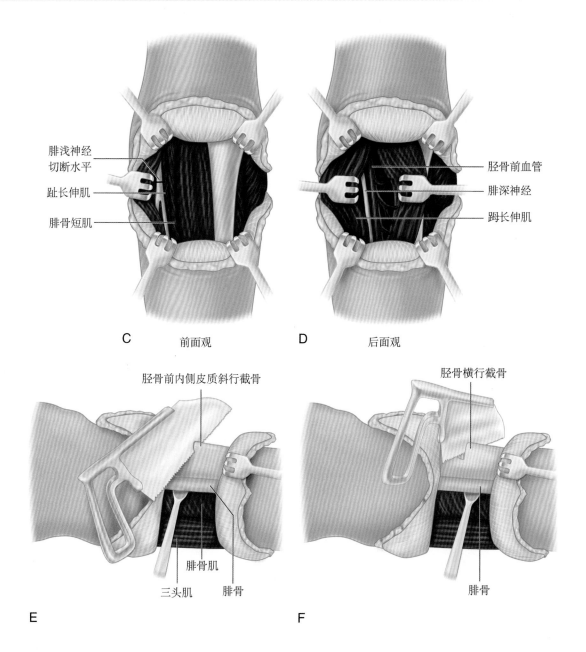

C 前面观   D 后面观

E   F

C 和 D. 沿切口方向加深切口至深筋膜层。全层向近端掀起前、后皮瓣,包括皮肤、皮下组织和深筋膜。在胫骨的前内侧面,连同深筋膜一起切开骨膜,将两者作为一个连续的层面骨膜下剥离至预定的截肢水平。

在趾长伸肌和腓骨短肌之间的间隙,寻找腓浅神经;将该神经向远端牵拉,利刀切断,任其自行缩回至残端平面以上。

辨认胫骨前血管和腓骨深神经,双重结扎后切断。

E 和 F. 在截骨水平远端约 0.75cm 处切断胫骨前室的肌肉。用如下的方式斜行截断胫骨嵴:从距截肢平面近端 2cm 处开始,进行 45°远端斜行截骨,在髓腔前方 0.5cm 处结束。

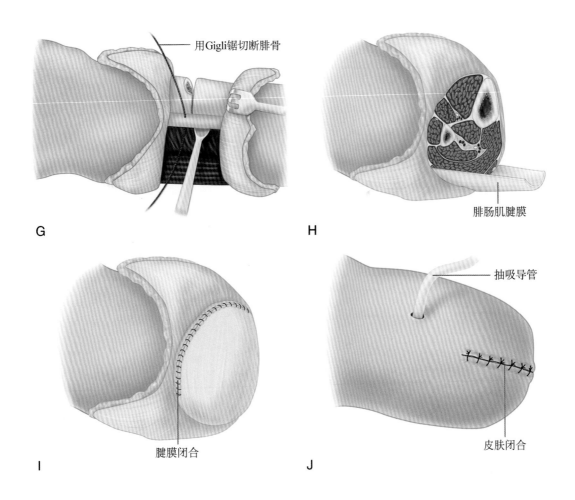

用Gigli锯切断腓骨

G

腓肠肌腱膜

H

腱膜闭合

I

抽吸导管

皮肤闭合

J

G. 胫骨横行截骨面。截骨的角度应该与胫骨的长轴成直角。

H. 彻底剥离腓骨干上的肌肉,用 Gigli 锯在胫骨残端近端 2～3cm 处切断腓骨。用锉刀将截骨端骨质打磨平整、边角钝圆。切除骨端周边所有的骨膜,伤口用生理盐水冲洗以清除骨屑。

接下来,切断小腿部的后部的肌肉。仔细辨别胫后血管和腓动静脉,双重结扎后切断。将胫神经拉向远端,并用锋利的刀切断。将腓肠肌腱膜修成筋膜瓣,可以拉向前方覆盖残端。

I 和 J. 止血带释放后,应用温热的开腹垫和加压覆盖肌肉和骨骼的断端。5 分钟后,取下开腹垫,彻底止血。拭干切口。将腓肠肌筋膜前移并缝合到前室肌筋膜上。如果残端的肌肉体积较大,可将其部分切除。于腓肠肌筋膜深面放置负压引流导管。间断缝合皮下组织和皮肤。使用非黏附性敷料和夹板;或者,也可以使用适合的假肢。

手术 58：不干扰胫骨远端骺板的前路踝关节融合术

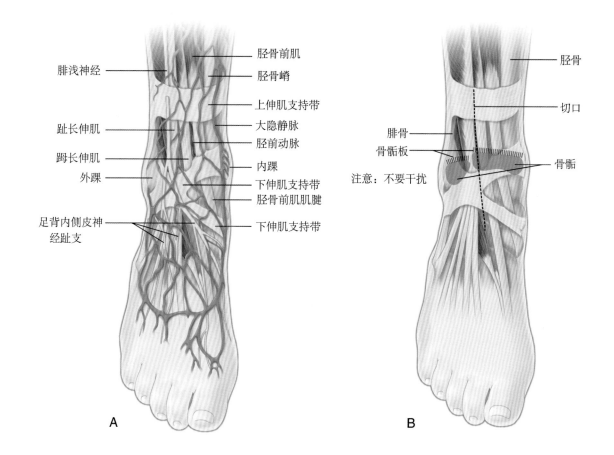

图中标注（左图 A）：
腓浅神经 — 胫骨前肌
— 胫骨嵴
— 上伸肌支持带
趾长伸肌 — 大隐静脉
— 胫前动脉
踇长伸肌 — 内踝
外踝 — 下伸肌支持带
— 胫骨前肌肌腱
足背内侧皮神经趾支 — 下伸肌支持带

图中标注（右图 B）：
胫骨
切口
腓骨
骨骺板
骨骺
注意：不要干扰

手术技术

A 和 B. 从趾长伸肌和踇长伸肌肌腱之间的踝关节近端 7cm 处开始做纵向皮肤切口，切口与第三跖骨长轴在同一条线上，向踝关节远端延伸；止于踝关节远端 4cm 处。

分离皮下组织，向切口两侧牵开皮肤。钳夹、切断和电凝穿过术区的静脉。寻找腓浅神经的足背中间皮支和足背内侧皮支并牵向切口一侧保护。

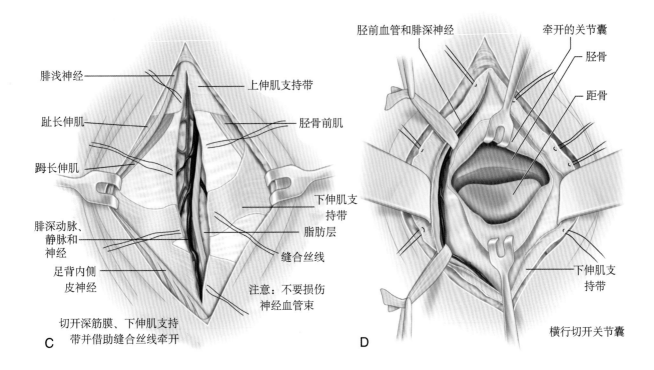

C. 沿皮肤切口方向切开深筋膜、上伸肌支持带和下伸肌支持带。用 00 丝线在支持带上标记,以便日后准确缝合。

D. 辨认和游离神经血管束(腓深神经、胫前背足血管),并将其与蹈长伸肌、趾长伸肌和第三腓骨肌腱一起拉向外侧。分离、钳夹、切断和结扎跗前外侧动脉和跗骨外侧动脉。辨别胫骨远端、踝关节和距骨。在胫距关节囊上,从内踝后丘到外踝做横向切口。关节囊的边缘用 00 丝线标记,以便以后准确缝合。

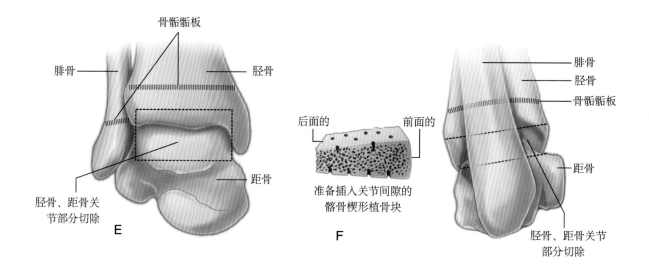

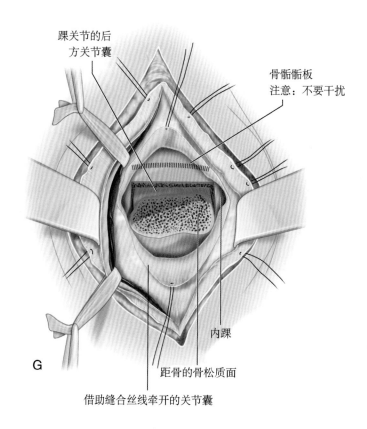

E～G. 在距骨远端和胫骨近端将切开的关节囊反折和拉开。不应分离胫骨骨膜。不应干扰生长期儿童的胫骨和腓骨远端骨骺板。用弯的和直的薄骨刀，将软骨和软骨下骨从胫骨远端和距骨近端的对应的关节面移除，直至露出出血的骨松质。后方的关节软骨应去除干净。

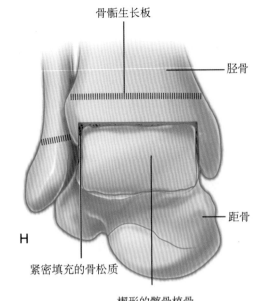

骨骺生长板

胫骨

距骨

H

紧密填充的骨松质

楔形的髂骨植骨

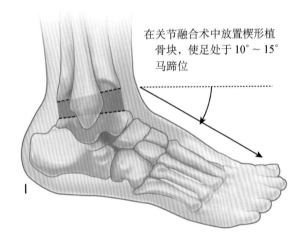

在关节融合术中放置楔形植骨块,使足处于 10°～15° 马蹄位

I

H. 接下来,取一大块髂骨用于植骨,修形使其能紧密地嵌入踝关节。移植骨两侧的皮质应完整,一端略厚,呈楔形。在移植骨的皮质上钻多个小孔。将踝关节保持在满意的位置后,用冲击器将植骨块牢固地冲入关节中。用取自髂骨的骨松质,填充植骨块的两侧残留的空隙。踝关节的植骨块为关节融合提供了加压作用,增加了足和踝的高度。小心地分层闭合踝关节囊、上伸肌支持带和下伸肌支持带。深筋膜和切口按常规方式闭合。摄踝关节的前后位和侧位片,以确保踝关节融合在满意位置。

I. 应用长腿石膏固定患肢在踝关节处于满意的跖屈位(男孩,10°;女孩,15°～20°)和屈膝 45°位。

术后护理

定期进行 X 线摄像以确定移植物的位置和愈合的情况。术后 8～10 周,取下石膏后拍摄 X 线片。通常情况下,此时融合已牢固,患肢可以逐渐部分负重。2～3 周后可以完全负重。

第五章

上肢疾病

对于臂丛神经麻痹的儿童,几种术式可以帮助改善其功能。在晚期病例中,外旋截骨术可使上肢处于功能更好的位置。同样的,在晚期病例中,Zancolli 手术改变了肱二头肌的功能,将其从前臂的旋后肌变为旋前肌,此术式治疗前臂顽固性旋后挛缩有效。

Sprengel 畸形包括束缚在胸廓上的先天性的高位肩胛骨,伴随着肩胛骨-胸廓活动度的丧失。手术通过降低肩胛骨高度并切除部分上部的肩胛骨来纠正畸形。松解肩胛骨与脊柱和胸廓的纤维约束带可使其更加自由地活动,但通常某些功能缺限会依旧存留。

手术 59:肱骨外旋截骨术

手术 60:肱二头肌长头腱路径重置,前臂旋前功能重建术(Zancolli 手术)

手术 61:改良 Green 肩胛骨成形术治疗先天性高肩胛骨畸形(Sprengel 畸形)

手术 62:Woodward 手术治疗先天性高肩胛骨

手术 63:肩关节离断术

手术 64:上臂截肢术

手术 65:肘关节离断术

手术 66:后方松解术治疗肘关节伸直挛缩

手术 67:后方入路肩胛带离断术(Littlewood 手术)

手术 68:肘部屈肌成形术(Mayer 和 Green 改良的 Steindler 手术)

手术 69:胸大肌移位治疗肘屈肌麻痹

手术59:肱骨外旋截骨术

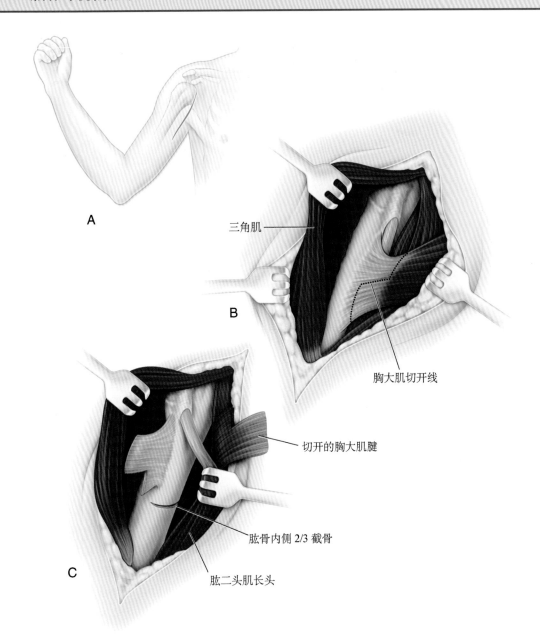

三角肌

胸大肌切开线

切开的胸大肌腱

肱骨内侧 2/3 截骨

肱二头肌长头

A

B

C

手术技术

A. 皮肤切口起自喙突,延伸至腋窝中部,在上臂内侧面弧向远端,最终止于上臂上1/3水平。通过此腋路显露肱骨近端进行手术,可使手术瘢痕最隐蔽。

B. 将皮缘向两侧牵拉,内旋肩关节,显露肱骨干上段。术者必须避免损伤头静脉和旋肱前血管。必须避免损伤近端的肱骨骨骺。

C. 截骨平面位于胸大肌止点远端、三角肌止点近端。

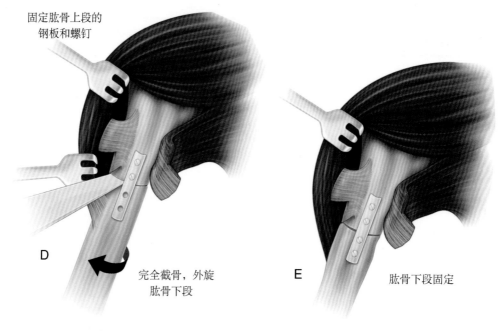

固定肱骨上段的
钢板和螺钉

D

完全截骨，外旋
肱骨下段

E

肱骨下段固定

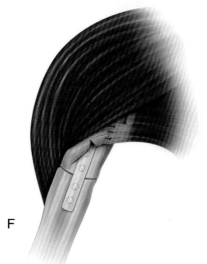

F

D~F. 这增加了肩关节外展活动范围，同时便于肱骨干的显露。我们建议使用四孔或五孔钢板进行内固定。首先，对肱骨干行不完全截骨，即通过前内侧面行 3/4 的截骨。然后，用钢板和两枚螺钉固定肱骨干上段（D）。用电锯完成截骨，外旋上臂至理想角度并用持骨钳临时固定（E）。测试肩关节被动旋转活动范围。理想的肩关节位置是在 90° 外展时达到完全外旋。而且，在肩关节内收时，手应触到腹部前方，而不伴随肩胛骨的抬高。外科医师应避免过度矫正的陷阱，因为这样会导致肩关节的外旋—外展挛缩。最后，一旦获得所需的外旋角度，即置入远端的 2 个或 3 个螺钉从而完成截骨术的内固定（F）。常规缝合切口。肩关节用人字型石膏固定。为了节省在手术室内的时间，可以在术前制作肩关节人字石膏，分成两瓣，并在手术结束时佩戴。

术后护理

术后 6 周，拆除石膏，进行肩部和肘部的活动度练习。

肱骨外旋截骨术的结果令人非常满意，改进的肩关节旋转姿势增加了肩外展的范围。

桡骨头的前脱位可以通过将二头肌腱转移到肱肌腱并尝试复位来使其对功能的影响最小化。桡骨头后脱位最好在症状进展时解决，可通过桡骨头切除术治疗。

手术 60：肱二头肌长头腱路径重置，前臂旋前功能重建术（Zancolli 手术）

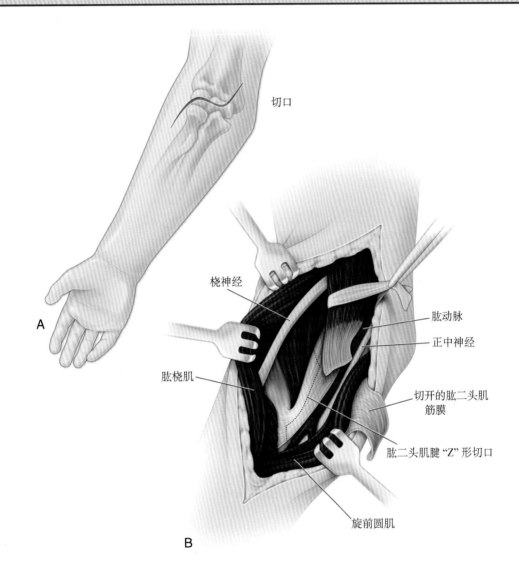

手术技术

A. 在肘部掌侧面做一个 S 形切口。切口起自肘关节上方 3～5cm 处，延伸至肘前横纹处，然后向外至桡骨头处，继续向远端延伸 5cm 至前臂。沿切口方向切开皮下组织和深筋膜。

B. 显露肱二头肌肌腱，向远端游离直至其在桡骨二头肌粗隆的止点。辨认并游离保护肱血管和正中神经。

C. 对肱二头肌肌腱进行长 Z 形成形术。

D. 将肱二头肌肌腱的远端部分绕过桡骨颈由内侧转移到外侧，路径重置。

E. 将切开的二头肌肌腱重新边对边缝合，调整缝合后肌腱长度使其确保前臂可完全旋前及肘关节可完全伸直。

对于低龄儿童及前臂旋前时高度松弛的患者中，应避免术后肌腱张力过高。常规缝合切口。用过肘石膏固定前臂于屈肘 30°、完全旋前位。

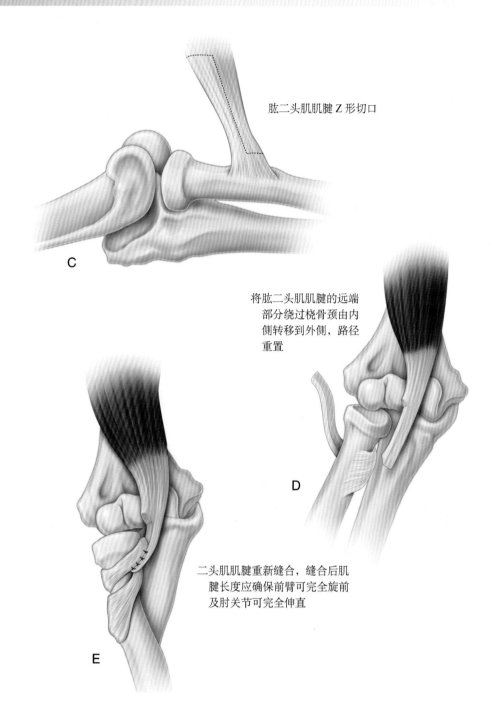

肱二头肌肌腱 Z 形切口

C

将肱二头肌肌腱的远端
部分绕过桡骨颈由内
侧转移到外侧，路径
重置

D

二头肌肌腱重新缝合，缝合后肌
腱长度应确保前臂可完全旋前
及肘关节可完全伸直

E

术后护理

　　术后 4 周拆除石膏，每天进行 3～4 次主动辅助练习，以锻炼前臂的旋前和旋后功能及肘关节的屈伸功能。轻柔的被动练习可以保持前臂的充分旋前和旋后及肘关节的完全屈伸活动度。夜间，穿戴塑形夹板，保持前臂完全旋前，肘关节屈曲 30°。

手术 61:改良 Green 肩胛骨成形术治疗先天性高肩胛骨畸形(Sprengel 畸形)

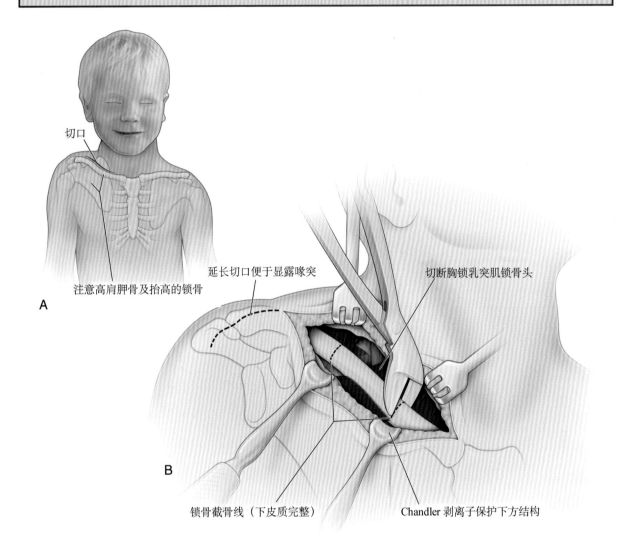

切口

注意高肩胛骨及抬高的锁骨

A

延长切口便于显露喙突

切断胸锁乳突肌锁骨头

锁骨截骨线（下皮质完整）

Chandler 剥离子保护下方结构

B

　　第一步行锁骨截骨术。患者侧卧位,上胸部、整个颈部、整个上肢和颈部后面充分消毒和铺单。重要的是在术中必须能看到对侧正常肩胛骨的水平。另一种方法是患者仰卧位,消毒颈部和上胸部,行锁骨截骨,然后将患者转到俯卧位,重新消毒及铺单。笔者认为前一种方法较为便捷。

手术技术

　　A. 在锁骨上方 2cm 处,以锁骨中点为中心,沿颈部皮纹做一个弧形切口。最好在颈部轻度屈曲(而不是过伸)的情况下进行皮肤切口。沿皮肤切口方向分离皮下组织,将切口拉向下方显露锁骨。

　　B. 切开深筋膜,结扎或电凝浅静脉。自前方纵向切开锁骨骨膜,用骨膜剥离子将锁骨周围骨膜轻柔地剥开。两个较小的 Chandler 剥离子放置在锁骨深处,以保护锁骨下血管和臂丛神经。

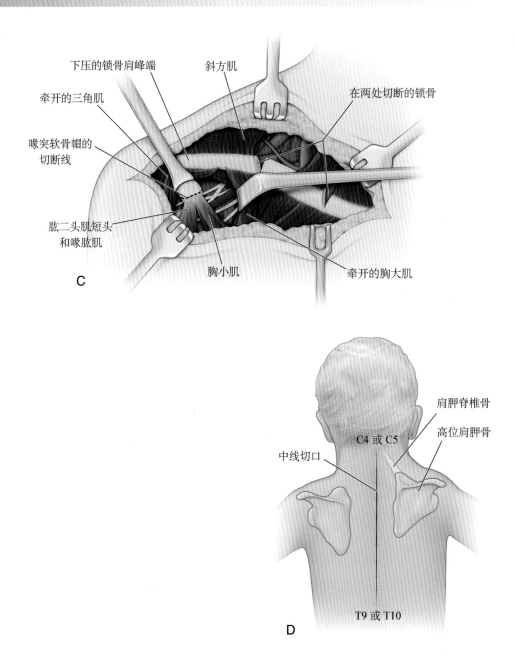

C. 用骨刀或摆锯，将锁骨在一或两处切断，确保锁骨后下皮质完整（如果切开两处，其应相距3cm）。然后用轻柔的力量制造出一个锁骨的青枝骨折。缝合骨膜。皮下连续缝合关闭切口。不建议行锁骨碎骨术。

对于年龄稍大的患儿，切口可向外侧延伸，以便显露喙突尖端和肱二头肌短头和喙肱肌的起点。切断喙突软骨帽，如前所述方法关闭切口。在10岁以上的儿童中，这一步骤的目的是去除喙突周围组织和肋骨表面对神经血管束的压力。

D. 将患者转到俯卧位置，头部和颈部伸出手术台，并支撑在头枕上。头枕的下颌托应妥善垫起，在手术过程中，麻醉师应经常检查下颌托的受压区域。用5cm或7.6cm宽的胶带将臀部固定在手术台上，可防止患者向尾部滑动。应注意保护操作区域的无菌性。首先，触摸并用不褪色的墨水笔标记椎体边界、下角水平和肩胛冈及正常肩胛骨上的对应位置。中线皮肤切口起自第四颈椎棘突，向远端终止于第十胸椎棘突（C4至T10）。

E. 按皮肤切口方向切开皮肤和皮下组织,在皮下组织和筋膜下的斜方肌之间形成一个腔隙。继续向外侧切开,显露肩胛冈。下一步,游离斜方肌下缘,其向斜上方和外侧走行,止于肩胛冈。将其游离的外侧缘拉向近端和内侧。切开整个斜方肌(上、中、下部分)在肩胛骨冈的止点,骨膜外剥离,并以 2-0Mersilene 缝合线标志。在下方,用 Metzenbaum 剪刀将斜方肌的下部纤维与下层的背阔肌分离。

F. 游离的斜方肌向内侧反折,显露下方的肌肉及肩胛骨。副神经是支配斜方肌的运动神经,应避免损伤。

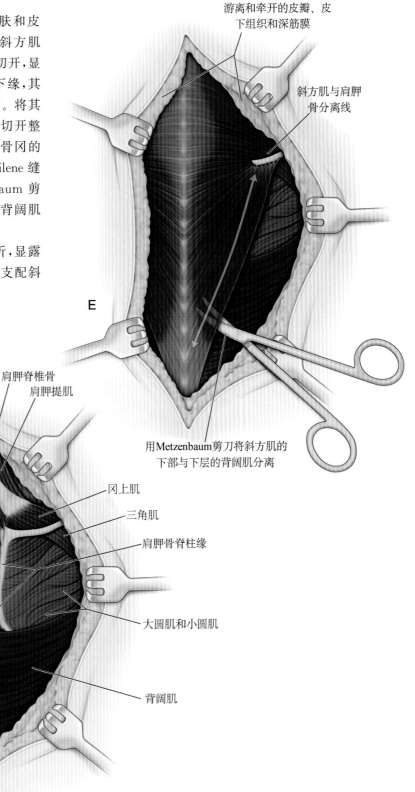

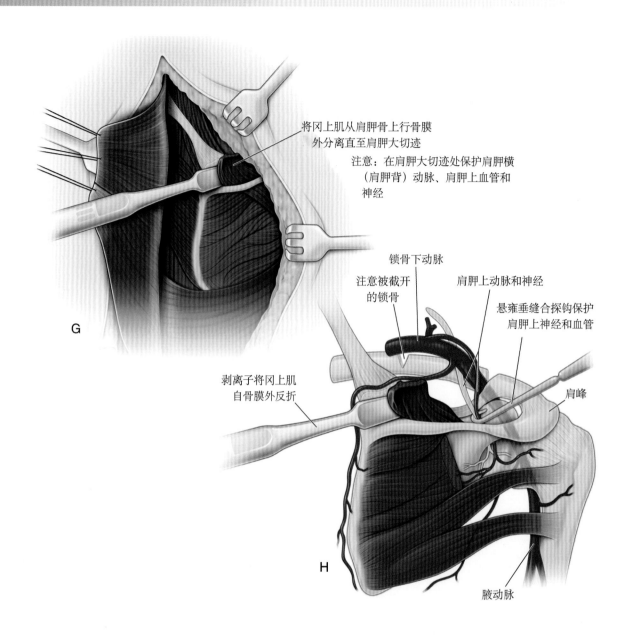

将冈上肌从肩胛骨上行骨膜外分离直至肩胛大切迹

注意：在肩胛大切迹处保护肩胛横（肩胛背）动脉、肩胛上血管和神经

锁骨下动脉

注意被截开的锁骨

肩胛上动脉和神经

悬雍垂缝合探钩保护肩胛上神经和血管

剥离子将冈上肌自骨膜外反折

肩峰

腋动脉

G 和 H. 将冈上肌从肩胛骨上行骨膜外分离直至肩胛大切迹。在切口外侧部,必须辨认及保护肩胛横（肩胛背）动脉、肩胛上血管和神经,在此处它们进入冈下窝并通过肩胛大切迹。

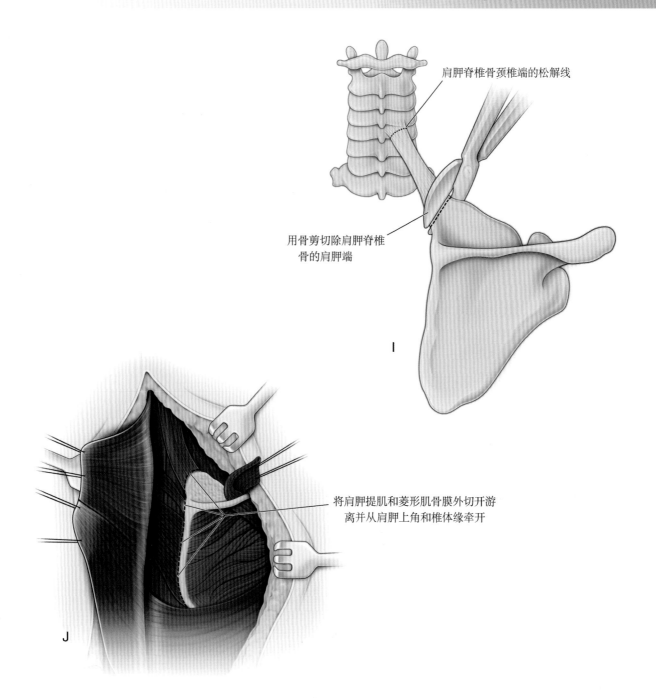

I. 首先用骨剪在肩胛骨端将肩胛脊椎骨(骨性的、软骨性的或纤维化的)切断,然后轻柔地将其从颈椎的附着处游离、切除。在颈椎水平,它可能附着在某一下位颈椎(第四到第七)的棘突、椎板或横突上。

J. 将肩胛提肌在肩胛骨上角的止点及大菱形肌和小菱形肌在肩胛骨内侧缘的止点自骨膜外切开、分离和牵开,其游离缘用 2-0Mersilene 线标记。

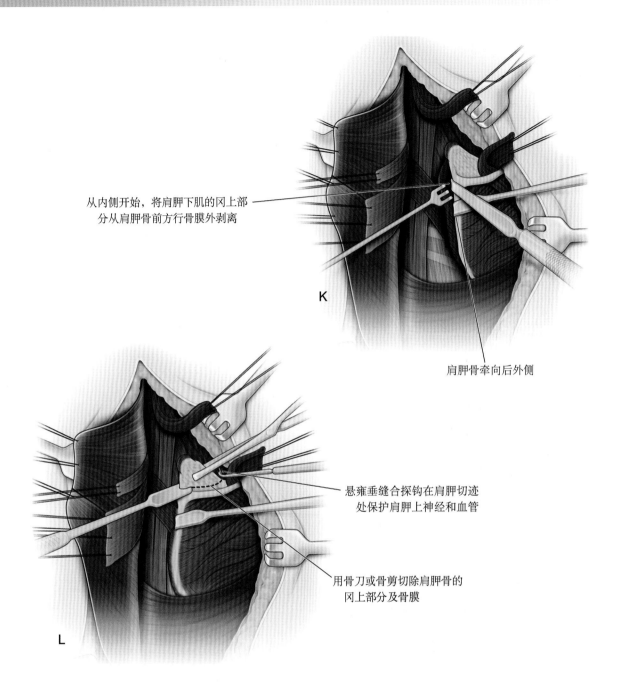

从内侧开始，将肩胛下肌的冈上部分从肩胛骨前方行骨膜外剥离

肩胛骨牵向后外侧

K

悬雍垂缝合探钩在肩胛切迹处保护肩胛上神经和血管

用骨刀或骨剪切除肩胛骨的冈上部分及骨膜

L

K. 将肩胛骨上缘向后方牵拉，然后，从内侧开始，将肩胛下肌的冈上部分从肩胛骨前方行骨膜外剥离。

L. 接下来，在肩胛切迹处放置一枚悬雍垂吻合探钩以保护肩胛上神经和血管，并用骨剪或骨刀连同骨膜切除肩胛骨冈上部分。（目前，作者保留了肩胛骨的正常解剖结构，因为肩胛骨的冈上部分通常朝胸腔前倾，在这种情况下制造一个青枝骨折，将倾斜部分抬高。）

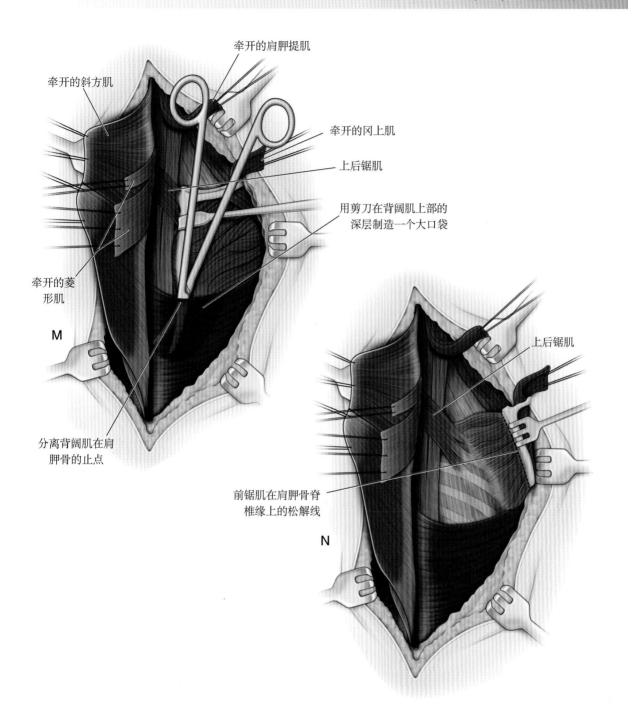

牵开的肩胛提肌

牵开的斜方肌

牵开的冈上肌

上后锯肌

用剪刀在背阔肌上部的
深层制造一个大口袋

牵开的菱
形肌

M

分离背阔肌在肩
胛骨的止点

上后锯肌

前锯肌在肩胛骨脊
椎缘上的松解线

N

M. 然后将背阔肌在肩胛骨的附着点于骨膜外切断，通过钝性分离，在背阔肌上部的深层制造一个大口袋。

N. 将肩胛骨内侧缘向后外侧牵拉翻转，将前锯肌在脊椎缘和肩胛角的止点行骨膜外游离，并用 2-0 Mersilene 缝线标记。

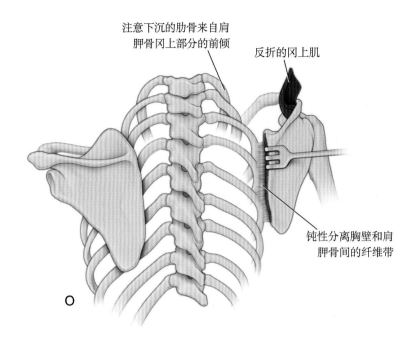

注意下沉的肋骨来自肩
胛骨冈上部分的前倾

反折的冈上肌

钝性分离胸壁和肩
胛骨间的纤维带

O

O. 可能有厚纤维带将肩胛骨连接至胸壁。将它们切开，以便肩胛骨能充分向远端移动。

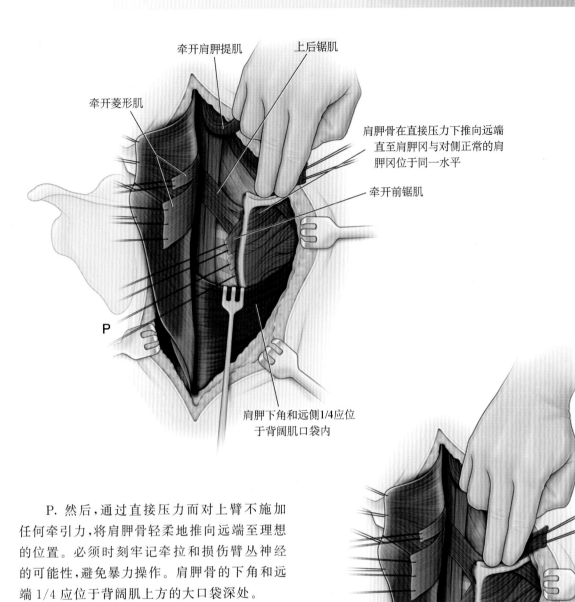

牵开肩胛提肌　　上后锯肌

牵开菱形肌

肩胛骨在直接压力下推向远端
直至肩胛冈与对侧正常的肩
胛冈位于同一水平

牵开前锯肌

P

肩胛下角和远侧1/4应位
于背阔肌口袋内

Q

将肩胛骨下极固
定在胸廓上

　　P. 然后,通过直接压力而对上臂不施加任何牵引力,将肩胛骨轻柔地推向远端至理想的位置。必须时刻牢记牵拉和损伤臂丛神经的可能性,避免暴力操作。肩胛骨的下角和远端1/4应位于背阔肌上方的大口袋深处。

　　Q. 如果有翼状肩胛骨,则通过2～3根可吸收缝线将肩胛骨的下极附着在相邻的肋骨上。如果菱形肌和其他肩胛肋骨肌发育不全或纤维化,并注意到肩胛骨明显的翼状突起,作者建议将肩胛骨固定在胸壁上,使其处于较低和更加外旋的位置。翼状突起将得到纠正,外旋位固定的肩胛骨将使患者的盂肱关节能完全外展。

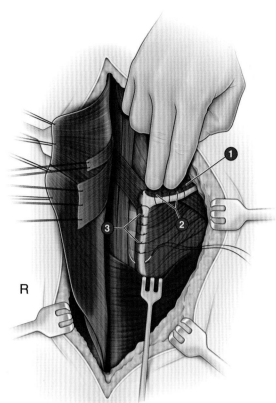

肌肉再附着顺序：

①冈上肌到肩胛冈的底部

②肩胛下肌到肩胛骨脊椎缘

③前锯肌到肩胛骨脊椎缘较其原始位置更向近端

Z字成形术延长肩胛提肌

肌肉重新附着：

④延长的肩胛提肌附着于肩胛骨上缘。

⑤菱形肌固定在肩胛骨内侧缘，较原始
　位置更向近端。

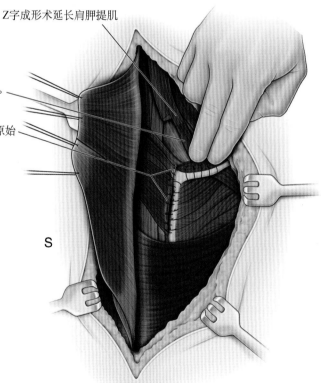

　　R. 接下来，当助手将肩胛骨保持在
较低的位置时，将切开的和有标记的肌
肉按以下顺序重新附着：①冈上肌附着
到肩胛冈的底部；②肩胛下肌到脊椎缘；
③前锯肌到脊椎缘上较其原始位置更近
的水平。

　　S. ④肩胛提肌，必要时延长，附着于
肩胛骨上缘；⑤菱形肌附着在肩胛骨内
侧缘，较原始位置更近。

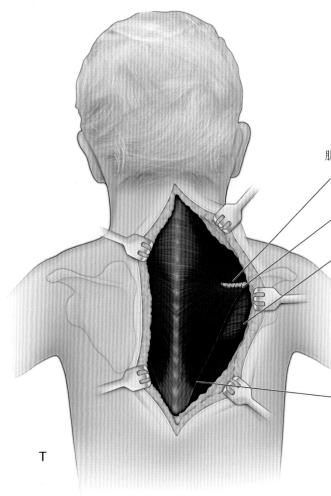

肌肉再附着，续：

⑥斜方肌的上半部分重新附着到肩胛冈距离
　其原始位置大约内移3.8cm

⑦斜方肌的下半部分重新附着在肩胛冈比之
　前更偏向外侧和近端的位置后，相对短缩

⑧背阔肌的上缘固定在外移的下部斜方肌的
　下外侧缘上

⑨斜方肌筋膜多余皱褶切除后，缝合的边缘

T

T.⑥斜方肌的上半部分重新附着到肩胛冈上，距离其原始位置向内移位大约 3.8cm；⑦斜方肌的下半部分附着在肩胛冈上，比之前位置更偏向外侧和近端；⑧背阔肌的上缘附着在已外移的下部斜方肌的下外侧缘上。在切口远端，从斜方肌下部起点开始，切除多余组织，游离肌肉边缘重叠缝合。增加这部分肌肉的张力将作为一个额外的措施来保持肩胛骨在其下移的位置。分层闭合切口。皮下缝合关闭皮肤切口。如果存在相关的翼状胬肉样隆起，可以进行 Z 形成形术修复。

术后护理

肩关节用 Velpeau 石膏固定，确保肘部没有抬高。病人在 3 天或 4 天内出院。术后 4～6 周拆除石膏，进行主动肩外展和肩胛骨下压运动，以增加肌肉力量。进行盂肱关节和肩胛胸壁关节的被动活动，以增加关节活动度。

手术 62：Woodward 手术治疗先天性高肩胛骨

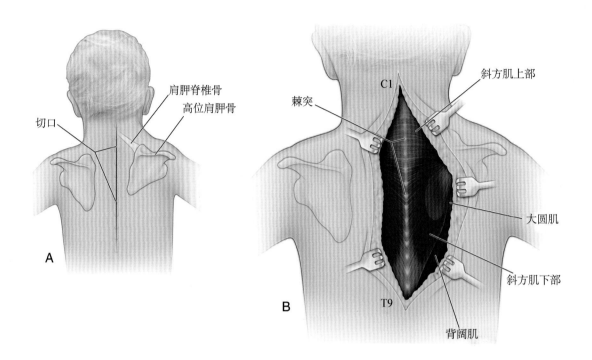

病人俯卧位，头部支撑在开颅头枕上，颈部轻度屈曲。颈部的两侧和背部、双肩、躯干到髂嵴，以及患侧的上肢全部消毒、铺单。确保在手术过程中可以在不污染术区的情况下操作肩胛带和手臂。

手术技术

A. 从第一颈椎到第九胸椎的棘突做一中线纵向切口。

B. 沿皮肤切口方向切开皮下组织。在皮下向外侧潜行分离至肩胛骨内缘。排列的肌肉应该清晰可见。

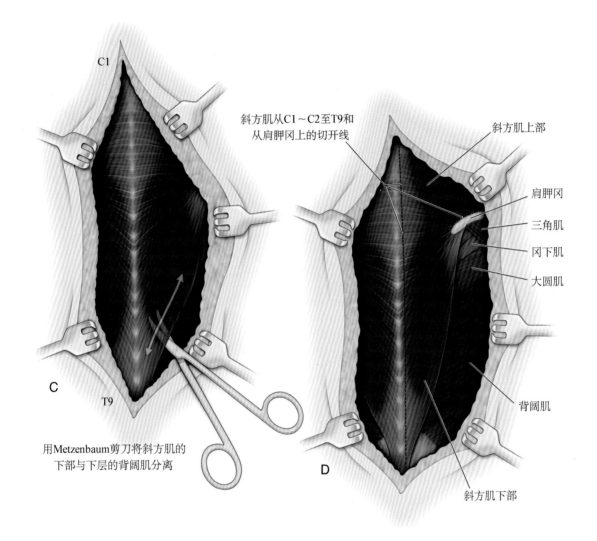

斜方肌从C1～C2至T9和从肩胛冈上的切开线

C1

斜方肌上部

肩胛冈

三角肌

冈下肌

大圆肌

背阔肌

C

T9

用Metzenbaum剪刀将斜方肌的下部与下层的背阔肌分离

D

斜方肌下部

C. 接下来,在切口远端识别斜方肌的外侧缘。通过钝性分离,将斜方肌下部与下层的背阔肌分开。

D. 用锋利的手术刀把斜方肌坚韧的腱性起始部从棘突上分离。在肌肉起点处用多根缝线标记,以便于稍后的再附着。

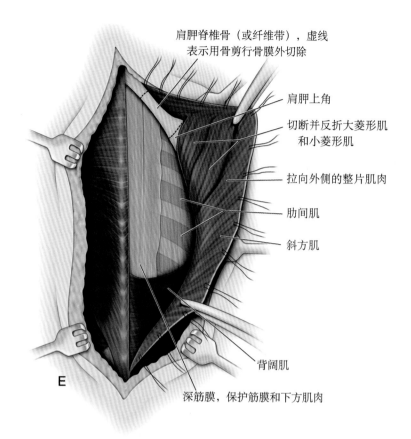

肩胛脊椎骨（或纤维带），虚线表示用骨剪行骨膜外切除

肩胛上角

切断并反折大菱形肌和小菱形肌

拉向外侧的整片肌肉

肋间肌

斜方肌

背阔肌

E

深筋膜，保护筋膜和下方肌肉

　　E. 在切口的上部,锐性分离大菱形肌和小菱形肌的起点,并用缝线标记。一层容易辨认的深筋膜将菱形肌和斜方肌从上后锯肌和竖脊肌分隔开。保持正确的解剖层次是至关重要的。为了能在较低位置牢固固定肩胛骨,应保护筋膜和肌肉层完整。

　　接下来,将整个肌肉片牵向外侧,显露肩胛脊椎骨或纤维带(如果存在)。骨膜外切除肩胛脊椎骨条索;它通常从肩胛骨的上角延伸至下位颈椎。术中最好使用骨剪。避免损伤副神经、支配菱形肌的神经和下行的肩胛动脉。在其肩胛骨止点处,将挛缩的肩胛提肌切断。与肩胛骨前面相连的纤维带通常限制肩胛骨向下移动;如果存在,则将其切开。接下来,外翻肩胛骨,松解前锯肌在肩胛骨脊椎缘上的止点。用骨膜剥离子从冈上窝自骨膜外剥离冈上肌,以及从肩胛上、下角之间的肩胛骨深面剥离肩胛下肌。连带骨膜切除肩胛骨的冈上部分。应保护肩胛上血管、神经和肩胛骨横动脉免受损伤。这些步骤在改良 Green 肩胛骨成形术的手术 61,步骤 K 和 L 中进行了说明。

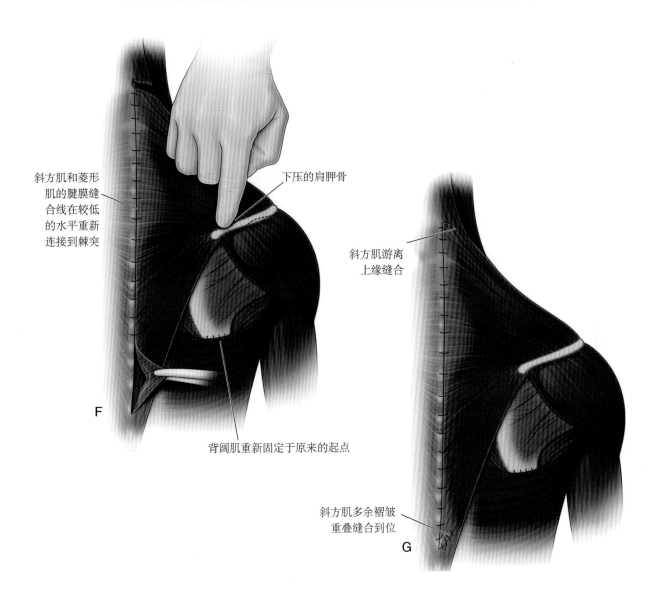

斜方肌和菱形肌的腱膜缝合线在较低的水平重新连接到棘突

下压的肩胛骨

斜方肌游离上缘缝合

背阔肌重新固定于原来的起点

斜方肌多余褶皱重叠缝合到位

F

G

F. 接下来,肩胛骨下移到正常水平,由助手保持在正确的位置。将肩胛下肌重新附着到肩胛骨的脊椎缘,将冈上肌缝回到肩胛冈。在更近端水平,将前锯肌重新附着到肩胛骨的脊椎缘。将背阔肌重新附着到肩胛骨。从头至尾,将斜方肌和菱形肌的厚筋膜缝合到更远端的棘突上。术中助手保持肩胛骨的正确水平至关重要。

G. 由于第九胸椎远端斜方肌的止点没有受到干扰,因此在斜方肌远端产生了多余的筋膜组织皱叠。切除折叠的软组织并重新缝合。

常规方式闭合创口。皮下缝合关闭皮肤切口。

术后护理

Velpeau 绷带佩戴 3～4 周。术后第一天,病人可以起床走动。在拆除 Velpeau 绷带后,进行类似于改良 Green 肩胛骨成形术的术后练习。

手术 63：肩关节离断术

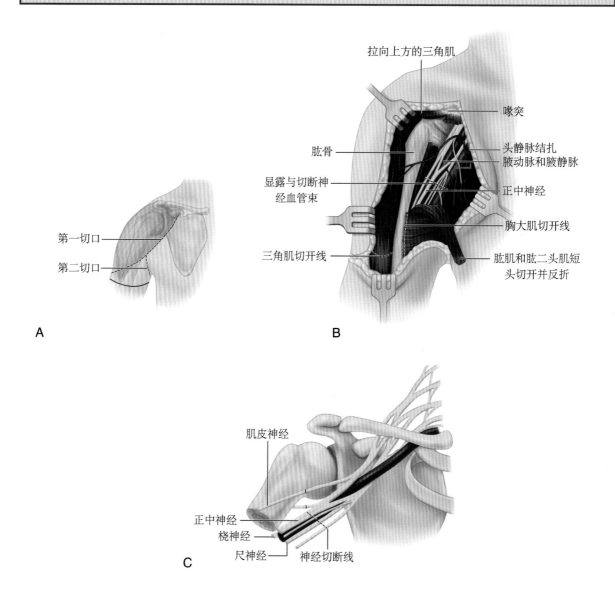

将患者摆放在半侧卧位，这样患侧的肩、肩胛骨、腋部和整个上肢的后部可以消毒并铺无菌单。

A. 皮肤切口从喙突起开始，在三角肌胸大肌间沟向远端延伸至三角肌的止点；然后沿着三角肌的后缘向近端延伸至腋后皱褶处。在腋窝部做第二切口连接第一切口的前后缘。

B. 在三角肌胸大肌间沟中，识别、结扎和切断头静脉。三角肌向外侧牵拉，显露胸大肌在肱骨的止点，将胸大肌在止点处切断，并牵向内侧。从喙突的起始处切断喙肱肌和肱二头肌的短头，并向远端反折之。

接下来，将三角肌从肱骨上的止点切断，并向近端反折。

C. 识别、游离腋动脉、腋静脉和胸肩峰血管，并用 0 号丝线双重结扎后断开。胸肩峰动脉是发自腋动脉前方的短支，它的起始部通常被胸小肌覆盖。识别、游离正中神经、尺神经、肌皮神经和桡神经，拉向远端、用锋利的刀切断，使其回缩到胸小肌下方。

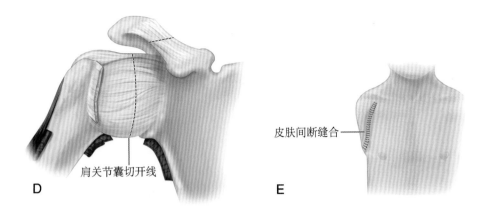

肩关节囊切开线

D

皮肤间断缝合

E

D. 向上方牵拉三角肌以显露肩关节囊。接下来,将上臂置于极度的外旋位。切断肩胛下肌、肱二头肌长头腱的起点和肩关节囊的前部。在肱骨结节间沟附近切断大圆肌和背阔肌止点。从肩峰外侧缘和上表面剥离三角肌的起点,骨膜外显露肩峰。用骨刀切除部分肩峰,给肩关节一个圆滑的轮廓。

手臂置于胸前,使肩关节处于极度的内旋位。在止点处切断冈上肌、冈下肌和小圆肌。切开上方和后方的肩关节囊。在肩胛骨盂下结节起点处切断肱三头肌的长头。切开下方的肩关节囊,完成肩关节离断。刮除关节盂上的透明关节软骨,露出渗血的骨松质。将切断的肌肉末端缝合到关节盂窝上。

E. 将三角肌缝合到肩胛颈的下部。引流管放置在三角肌的深处,并与负压吸引器相连。逐层间断缝合皮下组织和皮肤。

手术64：上臂截肢术

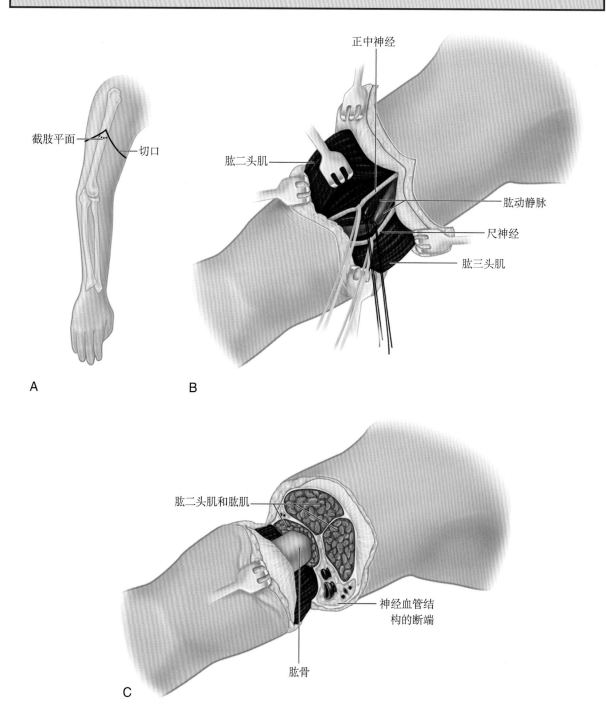

正中神经

截肢平面 —— 切口

肱二头肌

肱动静脉

尺神经

肱三头肌

A

B

肱二头肌和肱肌

神经血管结
构的断端

肱骨

C

病人仰卧位，患侧肩下放置一个沙袋。腋部上无菌止血带方便止血。

A. 设计前后等长的皮瓣，且比预期截肢平面的半径长 1cm。沿切口切开皮下组织和深筋膜，牵开切口皮瓣。

B 和 C. 辨认肱动、静脉，双重结扎并切断。游离正中神经和尺神经，拉向远端，用锋利的刀切断，使其回缩至近端。于截骨平面远端 1.5cm 处切断上臂前间隔的肌肉，将肌肉块的断端修成斜面。

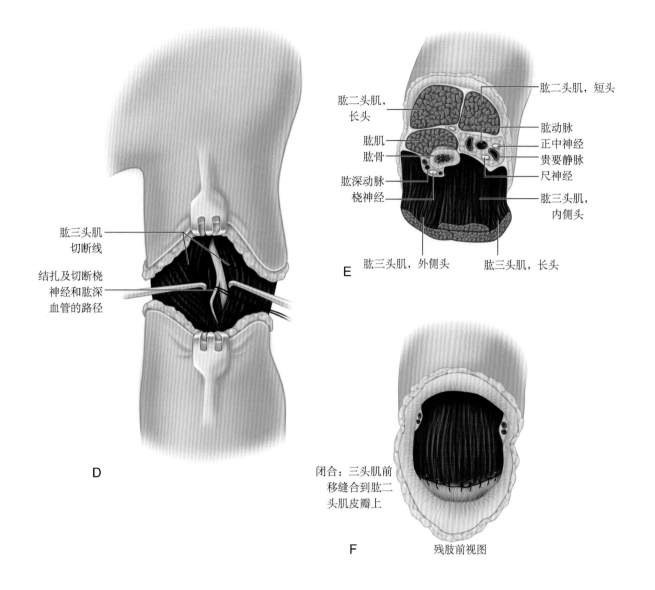

肱三头肌切断线

结扎及切断桡神经和肱深血管的路径

D

肱二头肌，长头

肱肌

肱骨

肱深动脉

桡神经

肱三头肌，外侧头

肱二头肌，短头

肱动脉

正中神经

贵要静脉

尺神经

肱三头肌，内侧头

肱三头肌，长头

E

闭合：三头肌前移缝合到肱二头肌皮瓣上

残肢前视图

F

    D. 分离桡神经，向远端牵拉，并用锋利的刀切断。双重结扎并切断肱深血管。在截骨平面远端3～4cm 处，斜行切断肱三头肌，并形成一个肌皮瓣。

    E. 切断肱骨，用锉刀磨平断端。

    F. 肱三头肌远端前移并缝合至前室肌肉的深筋膜。留置引流管负压吸引，切口间断缝合。

手术 65：肘关节离断术

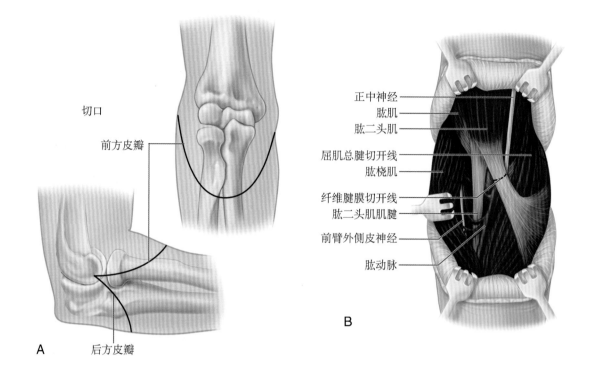

手术在上臂近端的气压止血带控制下进行。

A. 设计前方和后方皮瓣，使它们至肱骨内上髁和外上髁的距离相等，内上髁和外上髁分别是手术切口内侧和外侧起点。后方皮瓣下缘距鹰嘴尖端远端 2.5cm，前方皮瓣下缘紧邻桡骨粗隆二头肌腱的止点下方。

B. 潜行游离切口皮瓣至肱骨上髁连线近端 3cm 处，并反折之。切断肱二头肌纤维腱膜。在肱骨内上髁起始处切断前臂屈肌总腱，骨膜外剥离，并向远端反折。

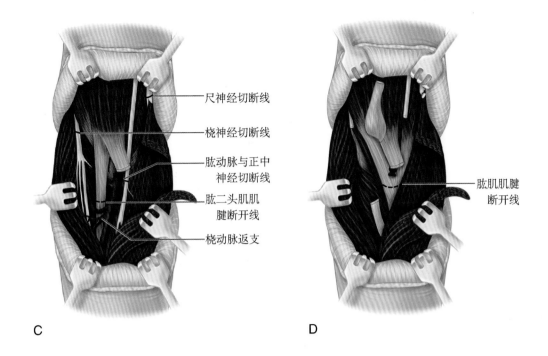

C 和 D. 显露肱二头肌肌腱内侧的肱血管和正中神经。肱血管双重结扎,并在关节线近端切断。将正中神经拉向远端,并用一把锋利的刀切断,任其断端向近端回缩。在内上髁后的尺神经沟游离解剖尺神经,向远端牵拉并用利刀切断。从桡骨粗隆处切断肱二头肌肌腱。

于肱桡肌和肱肌之间游离桡神经,将神经向远端牵拉并用利刀切断。在冠状突止点处切断肱肌肌腱。

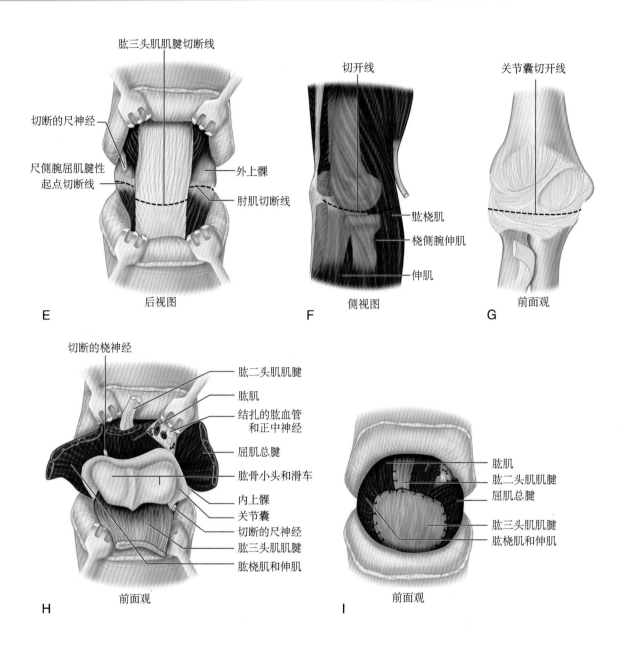

E和F. 在关节线远端4~5cm处横行切断肱桡肌和伸肌总肌。随着在鹰嘴突尖端附近的止点处切断三头肌肌腱,完成前臂所有伸肌均已切断。

G和H. 切开肘关节囊和韧带,离断前臂。松止血带,充分止血。

I. 将三头肌肌腱与肱肌和二头肌肌腱缝合。将前臂伸肌的近端部分拉向外侧并与三头肌肌腱缝合。间断缝合关闭切口皮瓣。留置引流管负压吸引。

手术 66:后方松解术治疗肘关节伸直挛缩

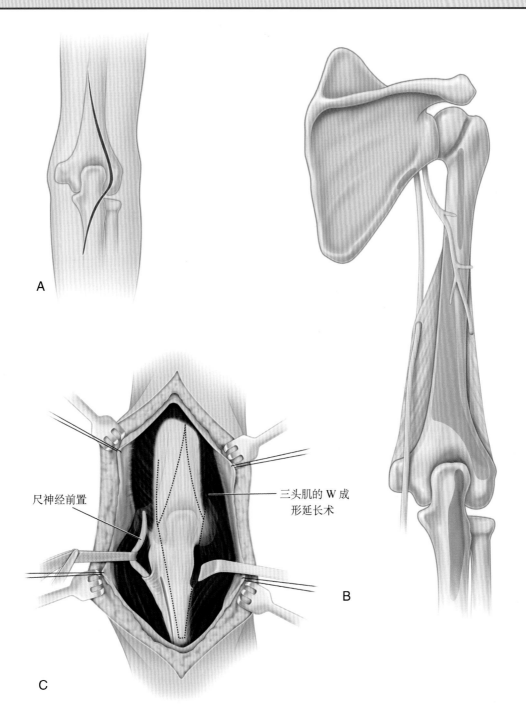

尺神经前置

三头肌的 W 成
形延长术

A

B

C

手术技术

A. 患者侧卧位。在上臂后方做一正中切口,切口起自上臂中点,向远端延伸至鹰嘴外侧,再经过尺骨干的皮下面向远端延长 5cm。分离皮下组织,游离切口皮瓣。

B. 辨识并向内侧游离尺神经以确保其不受损伤。从侧方显露肌间隔。

C. 左侧,游离尺神经并前置。右侧,三头肌以 W 形延长,形成一个长的近端舌形瓣。

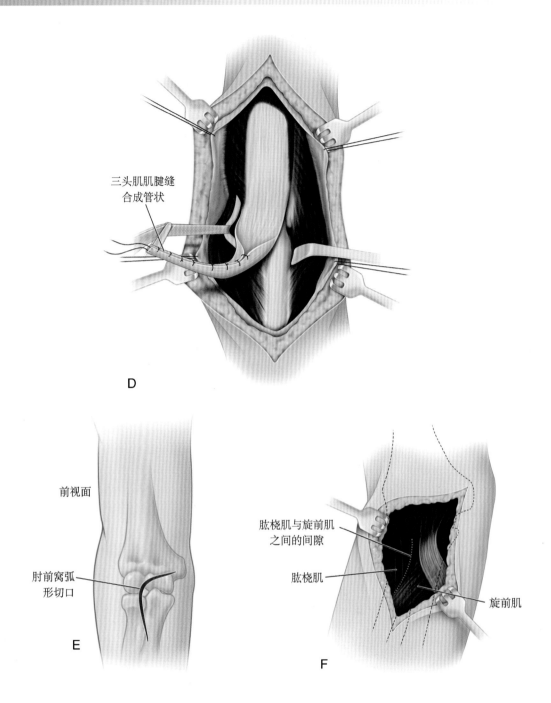

D. 在其支配神经允许的范围内,尽量地向近端游离并移动肱三头肌。在桡神经进入桡神经沟的平面,支配三头肌的桡神经运动支进入三头肌内、外侧头的间隙。将切断的三头肌远端部分与自身缝合成管状。

E 和 F. 通过肘前窝的弧形切口,在肱桡肌和旋前圆肌之间分离,形成了一个间隙。

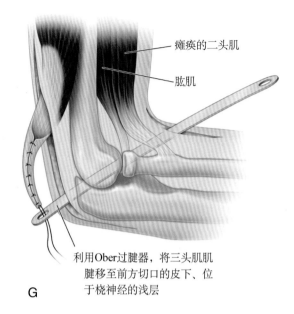

利用Ober过腱器，将三头肌肌腱移至前方切口的皮下、位于桡神经的浅层

G

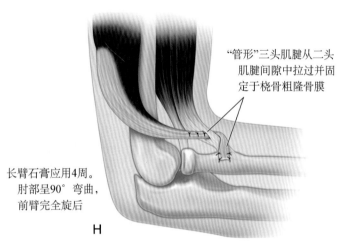

"管形"三头肌腱从二头肌腱间隙中拉过并固定于桡骨粗隆骨膜

瘫痪的二头肌

肱肌

长臂石膏应用4周。肘部呈90°弯曲，前臂完全旋后

H

G. 利用 Ober 过腱器，将三头肌肌腱移至前方切口的皮下、位于桡神经的浅层。

H. 屈肘 90°，前臂极度旋后位，将三头肌肌腱缝合于二头肌肌腱上，或使用缝线穿过钻孔的方法将其固定于桡骨粗隆上。常规闭合切口。在屈肘 90°、前臂极度旋后位，用过肘位石膏固定。

术后护理

术后 4 周将石膏移除，主动运动锻炼肘关节屈曲。重力作用有助于肘关节伸直。

手术 67：后方入路肩胛带离断术（Littlewood 手术）

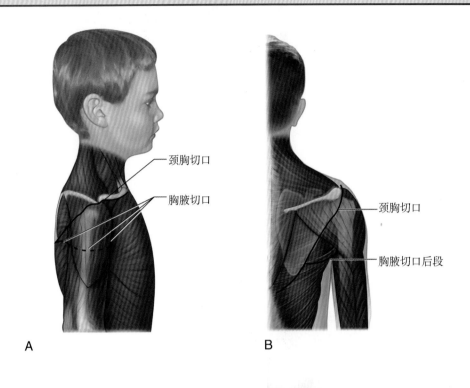

A

B

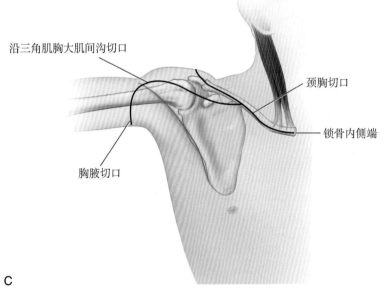

C

　　患者侧卧位,颈部、胸部和整个上肢消毒铺单。尽管术中失血量极少,但应准备适量的全血以备不时之需。

　　A～C. 颈胸部切口起自锁骨内侧端,沿锁骨前下缘向外侧延伸至肩峰外侧突起,再弧向后方。然后继续沿肩胛骨的外缘走行至肩胛下角,在肩胛下角处弧向内侧并最终止于脊柱中线外侧 3～4cm 处。

　　胸腋切口起自锁骨中点,沿三角肌胸大肌肌间沟向下外方延伸,穿过腋前皱褶,在肩胛骨外侧缘的下 1/3 处与后方切口相连。沿切口走行切开皮下组织和筋膜,游离切口皮瓣以显露下方的肌肉。

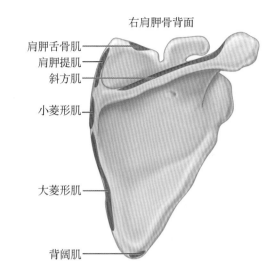

右肩胛骨背面

肩胛舌骨肌
肩胛提肌
斜方肌

小菱形肌

大菱形肌

背阔肌

D

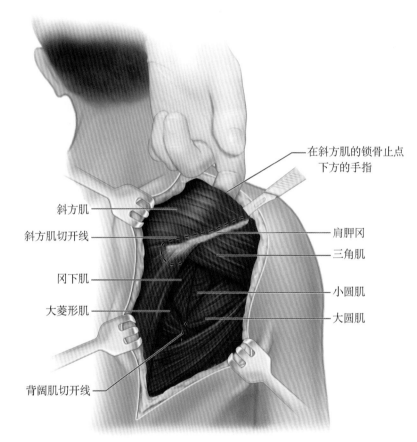

斜方肌
斜方肌切开线

冈下肌

大菱形肌

背阔肌切开线

在斜方肌的锁骨止点
下方的手指

肩胛冈
三角肌

小圆肌
大圆肌

E

D 和 E. 将连接肩胛骨与躯干的肌肉从肩胛骨上逐层切断,并用丝线标记。首先,分离斜方肌和背阔肌。

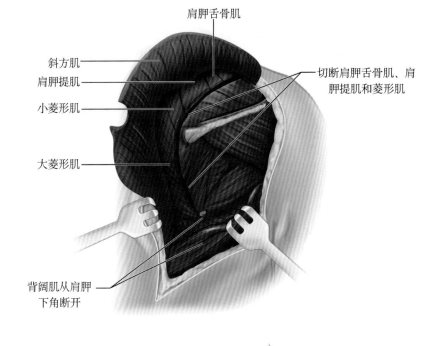

F

G

H

　　F. 接下来,切断肩胛舌骨肌、肩胛提肌和菱形肌。继续解剖,将颈横血管和肩胛横血管结扎并断开。将臂丛在其起点附近用非常锋利的刀切断。

　　G 和 H. 肩胛骨向前翻转,切断前锯肌并将其与肩胛骨分离。

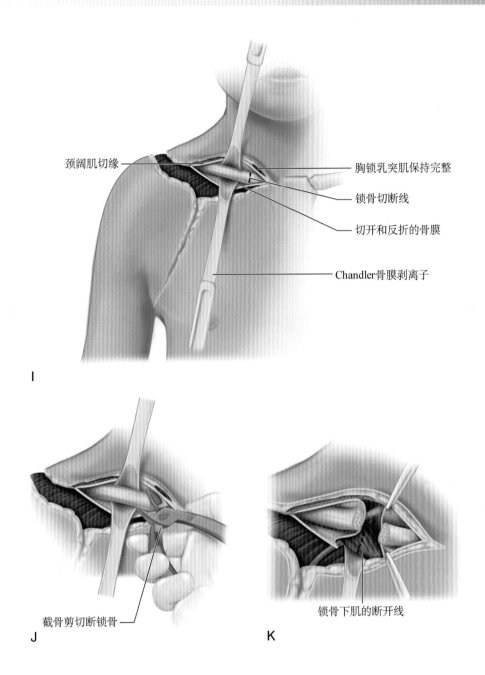

颈阔肌切缘

胸锁乳突肌保持完整

锁骨切断线

切开和反折的骨膜

Chandler骨膜剥离子

I

截骨剪切断锁骨

J

锁骨下肌的断开线

K

　　I~K. 将患者摆成仰卧位,骨膜下显露锁骨内侧端。锁骨深面放置握柄式拉钩,保护其下方的神经血管结构。用截骨剪或 Gigli 锯,将锁骨在其胸骨端切断,然后切断锁骨下肌。

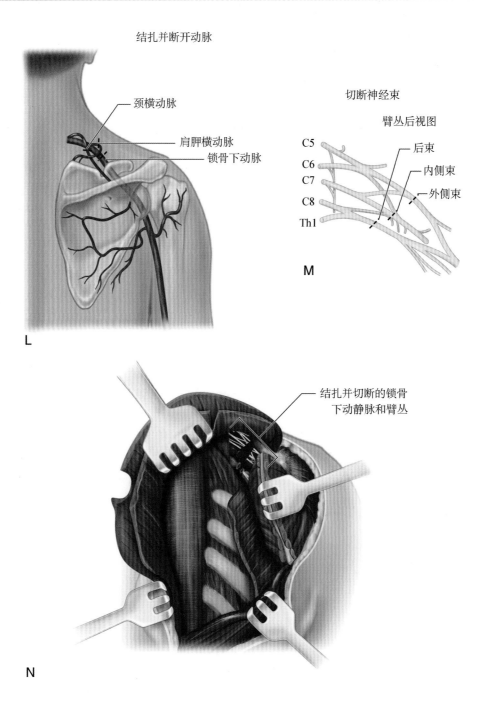

结扎并断开动脉

颈横动脉

肩胛横动脉

锁骨下动脉

切断神经束

臂丛后视图

C5
C6
C7
C8
Th1

后束

内侧束

外侧束

M

L

结扎并切断的锁骨
下动静脉和臂丛

N

L～N. 在前方,使上肢自然下垂,显露锁骨下血管和臂丛。游离锁骨下动静脉,分别夹闭,用缝线双重结扎,然后断开。

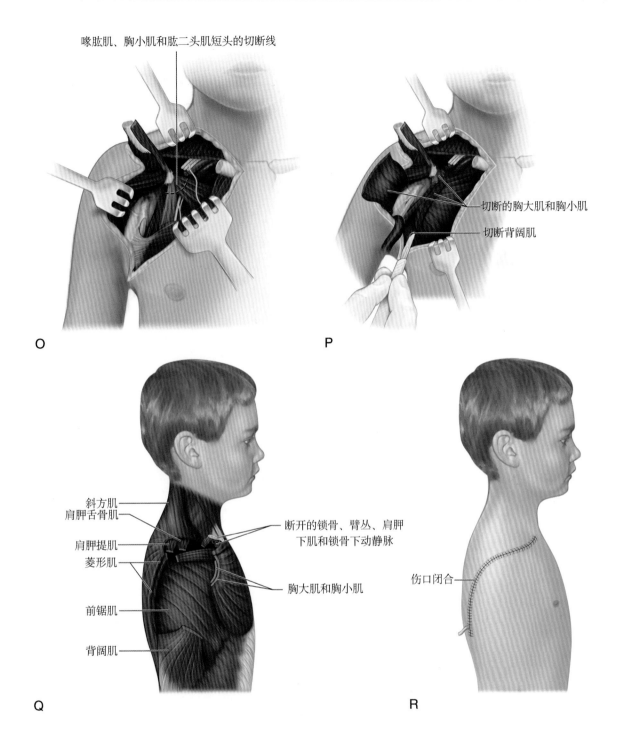

喙肱肌、胸小肌和肱二头肌短头的切断线

切断的胸大肌和胸小肌

切断背阔肌

O

P

斜方肌
肩胛舌骨肌

肩胛提肌

菱形肌

前锯肌

背阔肌

断开的锁骨、臂丛、肩胛
下肌和锁骨下动静脉

胸大肌和胸小肌

伤口闭合

Q

R

O~Q. 切断胸大肌、胸小肌、肱二头肌短头、喙肱肌和背阔肌，完成截肢。

R. 对合切口皮瓣并缝合。留置引流管并和负压吸引器相连，用敷料牢固包扎切口。

手术 68：肘部屈肌成形术(Mayer 和 Green 改良的 Steindler 手术)

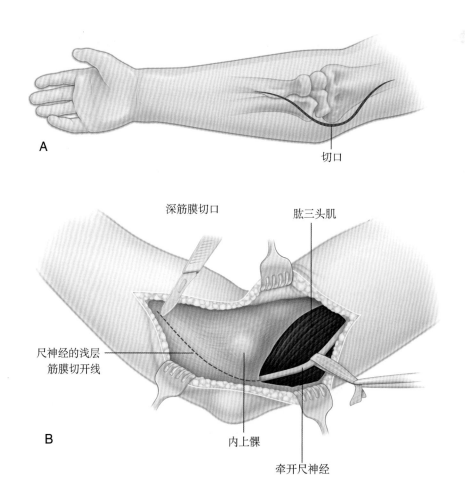

A

切口

深筋膜切口　　　　肱三头肌

尺神经的浅层
筋膜切开线

B

内上髁

牵开尺神经

手术技术

A. 肘关节伸直，在肘部的前内侧做一个纵向弧形切口，起自肘横纹近端约 7.6cm 处内侧肌间隔表面，向远端延伸至内上髁前方。在关节线水平，沿旋前圆肌的走行在前臂掌侧面转向前外侧，约 5cm 长。

B. 沿切口逐层切开皮下组织和筋膜，广泛游离皮瓣并向两侧牵开。尺神经位于内侧肌间隔的后方，在肱三头肌间沟中走行。游离尺神经并用一条湿润的条带绕过以便于轻柔地牵开。在肱骨内上髁后部与鹰嘴之间的尺神经沟中向远端游离尺神经。将神经沟探子插入尺神经表面覆盖的筋膜的下方以保护尺神经，直视下切开筋膜。

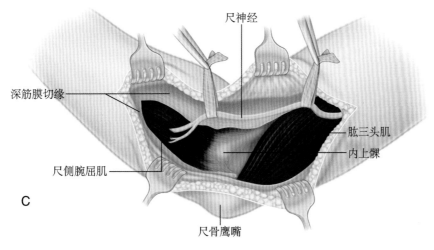

C

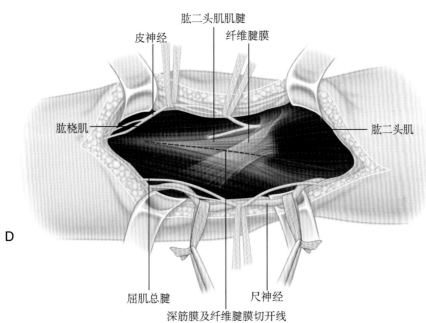

D

C. 向远端充分游离尺神经至其通过尺侧腕屈肌两个头之间的位置。应避免无意中损伤尺神经支配尺侧腕屈肌的分支。用第二根条带在切口远端绕过尺神经，并向后方牵开。

D. 在肘关节前方辨认肱二头肌肌腱。沿肱二头肌肌腱内侧切开深筋膜和纤维腱膜。

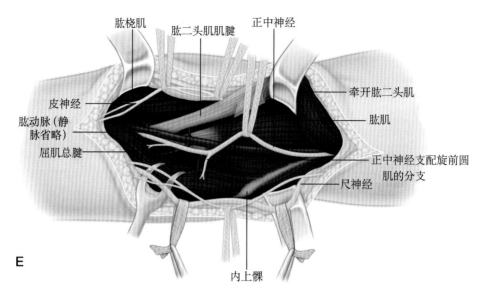

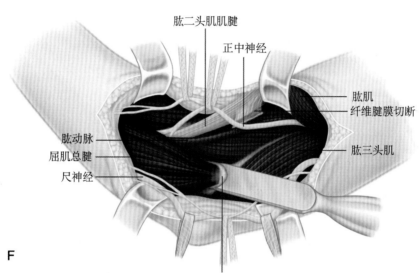

E. 通过手指触摸,确定肱二头肌与旋前肌之间的间隙。肱动脉及其伴行静脉沿肱二头肌肌腱内侧走行。从周围组织中仔细游离位于肱动脉内侧走行的正中神经,并用湿润的条带轻柔地牵向前方。必须仔细辨认正中神经支配旋前圆肌的分支,保护其避免损伤。

F. 下一步,用骨刀将由旋前圆肌、桡侧腕屈肌、掌长肌、指浅屈肌和尺侧腕屈肌构成的屈肌总腱共同起点连带一骨块从内上髁上切下。

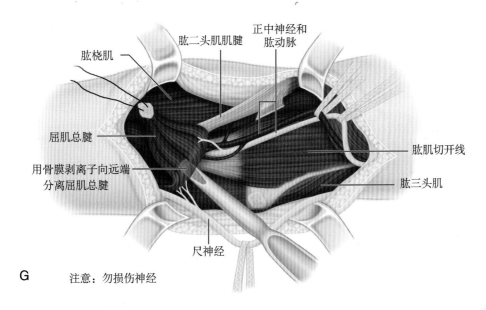

G 注意：勿损伤神经

肱桡肌
肱二头肌肌腱
正中神经和
肱动脉
屈肌总腱
用骨膜剥离子向远端
分离屈肌总腱
肱肌切开线
肱三头肌
尺神经

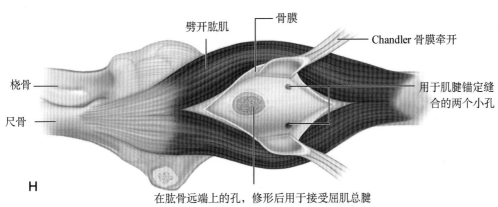

H

劈开肱肌
骨膜
Chandler 骨膜牵开
桡骨
尺骨
用于肌腱锚定缝
合的两个小孔

在肱骨远端上的孔，修形后用于接受屈肌总腱

　　G. 通过锐性和钝性分离，将屈肌总腱从关节囊和尺骨游离，并在正中神经和尺神经的运动支张力允许范围内尽量向远端游离。用 1 号丝线在屈肌总腱近端做鞭式缝合。

　　H. 向外侧牵拉肱二头肌、肱血管和正中神经，纵行劈开萎缩的肱肌。切开并剥离骨膜，显露肱骨远端的前方。

　　然后将肘关节屈曲至 120°，以确定转移的肌腱再固定的位置（通常在肘关节近端 5cm）。用钻头在肱骨前面开一个孔。用直径逐渐增大的钻石头手钻扩大开孔，以便其可容纳转移的肌腱。转位的肌肉在肱骨上被外移，因此减弱了其作为前臂旋前肌的功能。通过钻两个小孔，制备两个分别从肱骨内外侧皮质至较大孔的隧道，以便通过缝线。

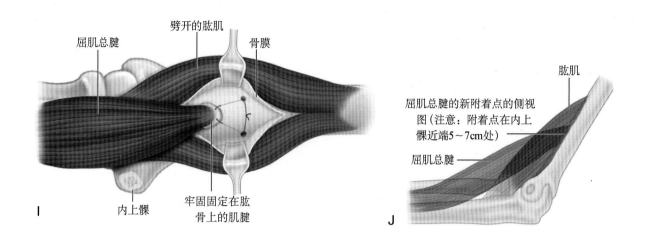

I 和 J. 因为肘关节将在极度屈曲位被固定,所以最好在将转移的肌腱锚定到肱骨之前闭合切口远端。缝线的尾端从隧道口穿出,屈肌总腱及其起始部被牢固地固定在大孔中。在移位的肌腱上方间断缝合闭合骨膜,对其加强固定。缝合近端切口,在极度屈肘、前臂极度旋后位用长臂石膏固定。术后康复请参阅肌腱移位原则中列出的指南。

手术 69:胸大肌移位治疗肘屈肌麻痹

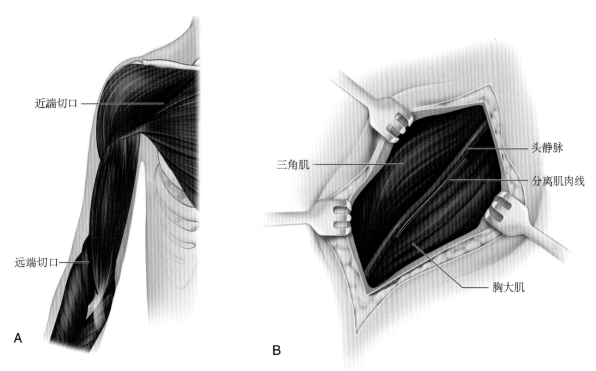

近端切口

远端切口

A

三角肌

头静脉

分离肌肉线

胸大肌

B

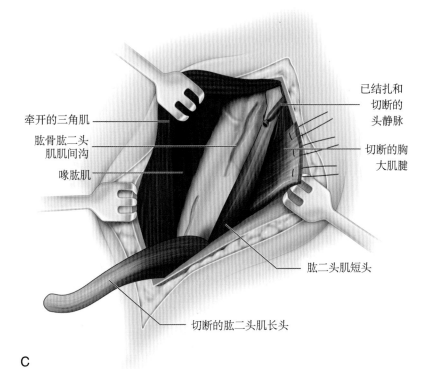

牵开的三角肌

肱骨肱二头肌肌间沟

喙肱肌

切断的肱二头肌长头

已结扎和切断的头静脉

切断的胸大肌腱

肱二头肌短头

C

手术技术

A. 患者仰卧,上肢放在托手板上,肩部外展 45°,外旋 30°。做两个切口,第一个切口沿着三角肌胸大肌间沟,从锁骨一直延伸到上臂中上 1/3。第二个切口位于肘部前内侧。

B. 通过第一个切口,切开皮下组织和深筋膜,必要时结扎头静脉。

C. 识别胸大肌肌腱的止点,并尽可能贴近骨面将其切断。通过钝性分离,将肌肉从胸壁向锁骨游离。然后,将三角肌向外侧牵拉,显露肱二头肌长头腱上行入肩关节的一段。将长头腱于肌间沟的上端切断,并拉向切口远端。

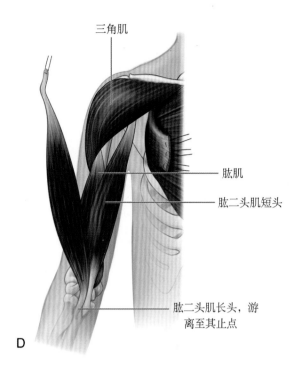

三角肌

肱肌

肱二头肌短头

肱二头肌长头，游离至其止点

D

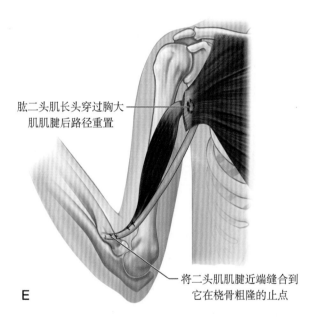

肱二头肌长头穿过胸大肌肌腱后路径重置

将二头肌肌腱近端缝合到它在桡骨粗隆的止点

E

D. 通过钝性和锐性分离，将肱二头肌长头的肌腹从短头中游离到上臂下 1/3 处。必要时断开或结扎进入肌腹的血管神经。将长头肌的肌肉和肌腱移至远端的第二切口，并一直游离到桡骨粗隆处。通常，需要锐性分离才能将与筋膜粘连的肌肉游离。在完全游离肱二头肌长头后并牵拉其近端，术者应能将患肢肘关节屈曲。

E. 将二头肌的长头拉入上方切口。在游离的胸大肌肌腱上切两个小孔，将长头肌肌腱穿过此孔，自行环绕，并再拉入远端切口。在肘关节极度屈曲位时，将穿过胸大肌裂孔的二头肌肌腱近端缝合于起自身远端的止点。在胸大肌裂孔处也用缝线将肌腱固定。常规缝合关闭切口。在肘关节极度屈曲位用，用巴黎石膏加固 Velpeau 绷带固定。

术后护理

巴黎石膏持续固定 3 周后，开始肘关节主动屈伸练习，一开始在消除重力下练习，然后对抗重力。吊带保护转移的肌腱不受过度牵拉。应小心逐渐伸展肘关节，以保持 90°以上的主动屈曲。缓慢地恢复肘关节的伸直活动度。